Saludable por *Diseño*

Pérdida de Peso, a la Manera de Dios

El Comprobado Estudio Bíblico Devocional

de 21 Dais para la pédida de Peso

Cathy Morenzie

Copyright © 2014-2021 por Cathy Morenzie

Todos los derechos reservados. Ninguna parte de esta publicación puede reproducirse o o utilizarse en cualquier forma o por cualquier medio sin el consentimiento por escrito del editor, a menos que el autor admita las citas o la información presentada en reseñas, investigaciones o informes.

Primera edición: Febrero de 2014

Segunda edición: Mayo de 2021

ISBN: 978-1-990078-03-3 (impreso)

978-1-990078-04-0 (digital)

Publicado por Guiding Light Publishing

46 Bell St., Barrie, ON, Canadá, L4N 0H9

Nota: La información contenida en este libro es sólo para fines educativos y no se recomienda como medio de diagnóstico o tratamiento de enfermedades.

Todas las situaciones relacionadas con la salud física o mental deben ser supervisadas por un profesional de la salud con conocimientos en el tratamiento de esa afección en particular. Ni el autor ni nadie afiliado a Saludable por Diseño dan consejos médicos, ni prescriben ningún remedio ni asumen ninguna responsabilidad por cualquier persona que decida tratarse a sí misma.

Diseño de la portada: kimmontefortedesign.com

Fotos de la portada y de la autora por http://www.martinbrownphotography.ca/

Diseño interior por: Davor Dramikanin

Table of Contents

Una Nota de la Autora 5
Prólogo 7
Introducción 9

21 DÍAS A LA MANERA DE DIOS 31
Día 1 - ¿Cuál es su objetivo? 33
Día 2 - Calcule el costo: ¿Qué está dispuesta a hacer? 38
Día 3 - Calcule el costo: las consecuencias de la inacción 42
Día 4 - Entendiendo el proceso: poco a poco 46
Día 5 - Someterse a dios 50
Día 6 - El poder de la oración 54
Día 7 - El poder de la elección 58
Día 8 - Cómo hablar de su situación: afirmaciones positivas poderosas 62
Día 9 - Aumente su Conciencia 66
Día 10 - ¿Qué la Detiene? 71
Día 11 - ¿Qué Cree? 75
Día 12 - Razones o resultados: la búsqueda de excusas 79
Día 13 - El Juego de la Culpa 83
Día 14 - Evitar la Procrastinación 87
Día 15 - Superar la Alimentación Emocional 91
Día 16 - ¿Es un gigante o un saltamontes? La mala imagen de sí misma 95
Día 17 - Manténgase Autocontrolada 100
Día 18 - Mantenerse enfocada 104
Día 19 - Asociaciones 108
Día 20 - Hacer de usted una prioridad 112
Día 21 - Mantener el Rumbo 117
Poniendo todo junto 121
Gracias 123

Guía para la Líder 125
Apéndice 151
Sobre La Autora 173

Una Nota de la Autora

¡Está a punto de cambiar su vida! Mientras se embarca en este viaje de salud y fe, yo no podría estar más emocionada por usted y honrada de alentarlo a lo largo del camino.

Todos los días, personas como usted comparten cómo nuestros libros de Saludable por Diseño y los programas de pérdida de peso, a la manera de Dios en línea, han transformado sus vidas, desde alcanzar sus metas de peso hasta aumentar su sentido de dignidad y confianza en sí mismas, al mismo tiempo que profundizan su relación con su Padre Celestial.

Este libro es el comienzo de su viaje, pero si desea finalmente alcanzar su peso ideal y mantenerlo, debe continuar construyendo sobre los cimientos presentados en este libro. Para ayudarla a continuar, he creado estos recursos especiales para usted, para que pueda experimentar resultados más rápidos y mantenerlos permanentemente.

KIT DE HERRAMIENTAS PARA COMENZAR RÁPIDAMENTE: Es nuestro agregado GRATUITO para usted por haber comprado este libro.

El kit de recursos incluye:

- Libro de trabajo .pdf imprimible
- Lista de verificación de inicio rápido
- Ejemplo de plan de comidas de 7 días

www.cathymorenzie.com/prima

Orando por su Éxito,

Cathy Morenzie

www.cathymorenzie.com

PRÓLOGO

Al igual que muchas de nosotras, mi viaje por la salud, el estado físico y el intento de lograr y mantener un peso saludable ha sido similar a una montaña rusa. Un montón de altibajos y curvas inesperadas, que pueden dejar su cabeza (y corazón) dando vueltas. Hubo momentos en los que no podía esperar para subirme a la balanza, y momentos en los que, bueno, digamos que caía en la categoría "no tan agradable".

Sin lugar a duda, el mayor éxito que he tenido a largo plazo y de manera constante fue cuando trabajé en sociedad con Cathy Morenzie. Su enfoque de sentido común, dado por Dios, directo al entrenamiento, la nutrición y el equilibrio, ha sido una inspiración emocional y práctica para mí una y otra vez. Desde escribir mis metas, llevar un diario de mi ingesta de alimentos, encomendarlo todo a Dios, hasta tener en mente las metas a largo plazo, ¡me he convertido no solo en una persona que establece metas, sino en una persona que logra metas! ¡También puede agregar a eso mis seis veces en que fui maratonista!

¡Alabado sea el Señor! Cathy ha decidido compartir su aprendizaje y experiencia del Señor no solo con sus clientes, sino también con nosotras. En *Saludable por Diseño, Pérdida de Peso a la Manera de Dios*, ha recopilado la sabiduría que ha obtenido durante más de 30 años como entrenadora personal, y podemos beneficiarnos inmensamente si lo tomamos en serio.

Cualquiera que sea su objetivo (o sus objetivos), un número en una escala; esa mirada de satisfacción en lo que ve en el espejo; caber cómodamente en un atuendo nuevo o favorito; honrar a Dios con sus hábitos alimenticios; y / o tal vez incluso cruzar la línea de su meta, quiero animarle que pueda hacerlo. ¡Y hay ayuda disponible! Usando el libro que tiene en sus manos, puede ver cómo estos sueños se hacen realidad y, como resultado, será bendecida.

En el viaje de la fe y la aptitud,

Herbie Kuhn

Capellán de Deporte Profesional, Locutor de Baloncesto y Conferenciante de Impacto.

INTRODUCCIÓN

El Problema

¿Tiene idea de lo poderosa que es? ¿Alguna vez ha pensado en ello? En Lucas 10:19, Jesús dice: *"Yo les he dado poder para que ni las serpientes ni los escorpiones les hagan daño, y para que derroten a Satanás, su enemigo"*. Y esa es sólo una de las muchas escrituras que hablan del poder que tenemos en Cristo.

Así que, si tenemos todo este poder y autoridad, ¿por qué nos sentimos tan impotentes? ¿Cómo es que se nos ha dado el poder y la autoridad para echar a los demonios, pero no podemos evitar comer un trozo de chocolate? ¿Por qué luchamos con tantos problemas de peso, como la alimentación emocional, la inactividad física, bajo autocontrol, la culpa y los sentimientos de baja autoestima?

Un estudio de 2006 de la Universidad de Purdue realizado por Ken Ferraro, y posteriormente un estudio de 2011 de la Universidad Northwestern por Matthew Feinstein, revelaron que los estadounidenses religiosos eran más propensos a tener sobrepeso que sus pares no religiosos. ¿Cómo puede ser esto? ¿No deberíamos ser las personas más saludables del planeta debido a las promesas que Dios nos ha dado? ¿Dónde está la desconexión? El estudio de Purdue indicó que muchos de los factores relacionados con el sobrepeso estaban asociados con el aumento de las actividades sociales en las que participan los feligreses, como almuerzos y reuniones después de la iglesia. La comunión con nuestros hermanos y hermanas es agradable, pero necesitamos soluciones para esta crisis de salud. No necesitamos otra cena en la iglesia, una venta de pasteles o una barbacoa.

El problema es análogo al del aire acondicionado en un día de mucho calor. Se nos ha dado una herramienta indispensable para ayudarnos, pero hasta que no enchufemos el aire acondicionado nunca recibiremos los beneficios y el poder que están a nuestra disposición. Hasta que no invoquemos al Espíritu Santo para que nos ayude, como nos dice nuestro libro de instrucciones, nunca caminaremos con la autoridad que se nos ha dado.

EL PROGRAMA

Saludable por Diseño: Pérdida de Peso, a la Manera de Dios es sólo uno de una serie de libros y programas que he escrito para ayudar a las mujeres a descubrir los pasos que faltan y que han estado bloqueando su éxito en la pérdida de peso.

Este libro es un estudio bíblico devocional de 21 días y un desafío que la llevará a través de los hábitos clave, la mentalidad, y comportamientos de la pérdida de peso basados en principios bíblicos. Para para obtener el máximo beneficio del programa, debe dedicar al menos 20 minutos para completar los pasos de acción diarios, y tomarse tiempo a lo largo del día para completar los pasos de acción diarios, y tomar tiempo a lo largo de su día para reflexionar sobre las Escrituras. Al final del día, debería leerlos de nuevo y anotar sus pensamientos basados en ese tema.

Los Mensajes Diarios

Cada mensaje diario retrata a un personaje de la Biblia para para enseñarnos que nuestros desafíos no son únicos; Dios los entiende y quiere ayudarnos si se lo permitimos. También nos enseñan cómo la fe juega un papel integral en nuestras vidas y en nuestra victoria.

Los Desafíos Diarios de la Salud

Creemos que tiene que desafiarse a usted misma si realmente quiere cambiar. Nunca se ha conseguido nada desde la comodidad de su sofá. Salir de su zona de confort y confiar en Dios para que la ayude a alcanzar sus objetivos de salud transformará radicalmente su salud y su fe.

Los desafíos diarios de salud la inspirarán a poner su fe en acción. Están diseñados para que se replantee la forma en que ha abordado su viaje para la pérdida de peso. Están diseñados para sacarla visceralmente de sus patrones y comportamientos habituales y permitir que el Espíritu Santo le muestre formas más saludables de pensar y comportarse. Para sacar el máximo provecho de los desafíos, dedique tiempo a realizarlos y deje que sus resultados hablen por sí mismos.

La Práctica de Hábitos

Además de los retos diarios, también la animo a hacer un pequeño cambio en sus hábitos diarios de salud. Con demasiada frecuencia la gente intenta cambiar demasiado y acaba abrumada. Al comenzar los 21 días, comprométase a practicar una de las siguientes acciones:

1. Comprométase a hacer ejercicio todos los días durante un mínimo de 15 minutos.

2. Comprométase a hacer un seguimiento de todo lo que come utilizando MyFitnessPal u otra aplicación online de su elección.

3. Comprométase a no comer nada después de las 19:00 horas (o tres horas antes de acostarse).

Las Confesiones Diarias

Las confesiones diarias proporcionan una oportunidad de responder a la palabra de Dios. Todas ellas se basan en las Escrituras y le ayudarán a cambiar tus patrones de pensamiento sobre su salud, su peso y la vida en general.

En la parte posterior del libro hay un apéndice en el que puede estudiar y meditar en su tiempo libre sobre un área particular que podría ser un fortaleza para usted.

Continúe durante 21 días seguidos, incluyendo los fines de semana. Si se saltó un día o tuvo un día en el que no obtuvo una visión inicial, no se preocupe, tómese todo el tiempo que necesite en cada capítulo.

La Preparación

¿Cómo se siente en este momento? Es posible que se sienta aprensiva o ansiosa, o tal vez tenga miedo de fracasar... de nuevo. En el transcurso de este programa, es posible que pase por una montaña rusa de emociones. La animo a que tenga un diario a mano para escribir cualquier sentimiento que pueda aflorar. Pídale al Espíritu Santo que le revele nuevas verdades y percepciones y que la cambie suavemente.

A lo largo de este libro evite la tendencia a juzgarse a sí misma, sus acciones o sus elecciones. No habrá bien o mal; ni culpa ni condena (Romanos 8:1). Simplemente observe lo que le surja e invite al Espíritu Santo a que la muestre sus sentimientos; para mostrarle la raíz de su (s) fortaleza (s) (Sal. 139: 23-24); y ceñirse para el viaje. Así es como puede prepararse para el desafío del hábito diario:

Si elige el ejercicio como su objetivo:

- ¿Qué tipo de ejercicio piensa hacer?
- ¿A qué hora del día lo hará?
- ¿Tienes el calzado, el equipo, etc. adecuados?
- Pregúntese, ¿cuáles son los retos que podrían interponerse en su camino? ¿Cómo puede remediarlos?

Si hace un seguimiento de su alimentación ...

- ¿Ya ha descargado ya la aplicación MyFitnessPal (Contador de calorías en línea y plan de dieta gratis)?
- ¿Qué alimentos tendrá que comprar o abandonar para para no sobrepasar las calorías?
- ¿Hará el seguimiento de lo come o al final del día?

Si se compromete a no comer después de las 19:00 horas...

- ¿Cuándo preparará sus comidas?
- ¿Va a llegar tarde a casa alguna noche?
- ¿Tiene algún compromiso nocturno?

Estos desafíos son sugerencias, así que siéntase libre de elegir uno.

En pocas palabras, evite la tentación de intentar comer repentinamente de una manera dramáticamente diferente. Recuerde que no existen soluciones rápidas para nada. El cambio es un proceso. Aprenderá que "intentar" rara vez tiene éxito. La carne no puede cambiar de carne, pero el Espíritu Santo puede ayudarla si se Lo permite. Él está listo y disponible para usted las 24 horas del día, los 7 días de la semana, si usted Lo llama

¿Está familiarizada con la expresión "Siembre donde quiera ir"? Significa que debes comenzar a realizar la acción que desea que se manifieste en su vida.

Comience a orar por otras personas que también están pasando por este proceso, y sepa que ellos estarán rezando por usted.

El Proceso

El objetivo de este programa es promover un cambio permanente a través de una serie de pequeños cambios incrementales factibles. Pasos de bebé por así decirlo.

Este plan se ejecutará durante 21 días consecutivos, pero tenga en cuenta que 21 días es solo una sugerencia. Puede optar por leer este plan y las Escrituras cada dos días. Además, recuerde que esto es solo el comienzo. ¡Está en un viaje para toda la vida!

Cada día leerá el principio de pérdida de peso, recitará la confesión diaria y seguirá el paso de acción diario. Recuerde, no existen soluciones rápidas. Simplemente debe dedicar tiempo para permitir que se produzca el crecimiento y el cambio.

Por favor, comprenda que este no es un libro para enseñarle sobre ejercicios o alimentos que la ayudarán a perder peso. Estoy dispuesta a apostar a que ya conoce estas cosas. En cambio, aprenderá los patrones, comportamientos y mentalidades que la mantienen atrapada en el mismo ciclo de aumento y pérdida de peso, junto con los principios bíblicos eternos para superar esas mentalidades que la han mantenido atrapada.

Los Principios

Dios nos ha dado leyes y principios inmutables para gobernar nuestras vidas. Estos principios se aplican a cada persona, a cada situación y cada circunstancia. Aunque no los practique per se, experimentará las consecuencias si va en contra de ellos. Utilice estos principios en su viaje de liberación de peso y en otras áreas de su vida para experimentar la victoria, la libertad y la paz que Dios ya le ha dado.

Dios quiere transformar nuestras vidas poco a poco.
¡La liberación de peso es un proceso!
(2 Corintios 3:18)

No hay nada inspirador o motivador en la idea ser lenta y constante, especialmente cuando se trata de perder peso.

Aunque nos haya llevado años ganar peso, queremos perderlo rápidamente. Sin embargo, para tener éxito, debemos entender que perder peso es un proceso. No va a suceder de la noche a la mañana, y debemos prepararnos para entender que el proceso tomará tiempo. 2 Corintios 3:18 nos enseña que la gloria de Dios viene en niveles o etapas cuando nos asociamos con el Espíritu del Señor.

Aunque hay muchos milagros instantáneos que ocurren en la Biblia, usted debe entender que las cualidades que Dios necesita desarrollar en usted para que su pérdida de peso sea permanente no ocurrirán milagrosamente. Deben ensayarse y arraigarse en su subconsciente. Por frustrante que parezca, llevará algún tiempo. Pero sepa que Dios le ha dado la capacidad de ser paciente en el proceso una vez que le entregue el proceso.

Entienda que, aunque el proceso pueda parecer lento, la Palabra nos dice que Dios no tarda en cumplir sus promesas (2 Pedro 3:9). ¡Dios trabajará en conjunto con su obediencia, así que prepárese para recibir lo que Él tiene para usted de inmediato!

Dios quiere que nos asociemos con el Espíritu Santo para vivir una vida victoriosa. (Juan 14:15-25)

En esta escritura, Jesús les dice a sus discípulos que Dios enviará al Espíritu Santo que vivirá con nosotras y estará siempre con nosotras. Él nos guiará y será nuestro abogado y ayudante. Si ha tratado de bajar de peso por su cuenta entonces usted sabe que puede ser un proceso frustrante, a menudo con más fracasos que éxitos. Ahora imagine que deja de lado toda la ansiedad y la frustración, y ya no vive dejando que el número en la balanza determine el tipo de estado de ánimo que tendrá.

Imagine la confianza y la paz que sentirá en un evento social. Todas las ricas promesas de Dios pueden ser suyas cuando permite que el Espíritu Santo se asocie con usted en esta y en todas otras las fortalezas en su vida.

Dios nos ha proporcionado opciones, y Él quiere que elijamos el mejor camino. (Deuteronomio. 30:19)

Acción/Consecuencias: Desde Adán y Eva hasta el Apocalipsis, Dios nos da la posibilidad de elegir entre el bien y el mal, las bendiciones y las maldiciones. Dios nos creó con el libre albedrío y nunca nos impondría Su voluntad a nosotras. Él nos permite decidir las elecciones que haremos en la vida. A través de nuestras elecciones, aprendemos sabiduría y entendimiento.

Aunque no siempre es obvio, muchas de las elecciones que hacemos nos traerán bendiciones o maldiciones. Elegir dormir hasta tarde, comer una porción extra de pastel, o pasarse a otro entrenamiento no son maldiciones en sí mismas, pero debilitarán tu músculo de la disciplina lo que finalmente conducirá a una mala salud.

Por el contrario, y afortunadamente, tomarse el tiempo necesario para tomar un desayuno adecuado, reducir al mínimo el consumo de café, alimentos procesados y azúcar, y hacer ejercicio con regularidad no traerá milagrosamente bendiciones a su vida, pero le ayudará a sentirse mejor. Todas estas cosas aumentarán su energía y su estado de ánimo, y le ayudarán a controlar su peso y a aumentar su autoestima, lo que tendrá muchas bendiciones a largo plazo.

En este momento, puede parecer desalentador, pero tenga por seguro que Dios le enseñará a tomar buenas decisiones que bendecirán su vida.

Dios quiere usar nuestra buena salud para glorificarle
y para ser un ejemplo para los demás.
(1 Corintios 6:19-20)

Dios habita en nuestro cuerpo físico y lo llama Su templo. Un templo es un lugar sagrado de belleza y majestuosidad. Dios se enorgulleció y se alegró de crearnos, y también quiere que tratemos nuestros cuerpos como los templos sagrados para los que los diseñó.

Todos hemos mirado a otras personas y nos hemos preguntado cómo pueden ser cristianos cuando (mencione un vicio aquí). Aunque Dios mismo no te está juzgando o condenando, probablemente dentro de ti que no estás siendo tan eficaz como quisieras ser porque tu peso se interpone en el camino.

Usted sabe que tendría más confianza, energía, resistencia y una más efectiva testificación cuando viva en el nivel de salud para el que Dios la creó.

Desde que escribí la primera edición de este libro en 2008 y crecí en el Señor, el Espíritu Santo me ha guiado a cinco principios bíblicos más que usted puede aplicar en su jornada de salud. A medida que estudie las Escrituras, observe cómo se aplican a usted.

1. Identificación: La buena salud es su identidad, no su destino. Génesis 1:27

Usted fue creada para tener buena salud; después de todo, fue a imagen y semejanza de Dios. Piense en eso durante un minuto... ¡fue creada a imagen y semejanza de Dios!

La Biblia dice: *"Entonces dijo Dios: 'La Biblia dice: "Entonces Dios dijo: Hagamos al ser humano a nuestra imagen y semejanza. Que tenga dominio sobre los peces del mar, y sobre las aves del cielo; sobre los animales domésticos, sobre los animales salvajes, y sobre todos los reptiles que se arrastran por el suelo. Y Dios creó al ser humano a su imagen; lo creó a imagen de Dios. Hombre y mujer los creó.* (Génesis 1: 26-27 NVI)

Entonces, si eso es cierto, ¿por qué ha pasado tantos años de su vida adulta intentando llegar a un número concreto en la balanza? Piense en el desperdicio de energía, tiempo, frustración y felicidad que ha perdido tratando de alcanzar algo que ya posee.

Asííí que el mensaje aquí es para:

Dejar de esforzarse por trabajar en algo que ya posee. Enfóquese en confiar más en Dios y esforzarse menos.

Dejar de tener miedo al éxito. ¡El éxito está en su ADN, es quien es!

Dejar de perseguir una ilusión mítica y mágica de lo que cree que sería su vida con un determinado peso. Es hora de ver y aceptar lo maravillosa que es ahora mismo. Sin aceptación, será difícil, si no imposible, progresar.

Dejar de esperar, desear, querer, buscar, orar y perder el tiempo preocupándose por el futuro. Dios es un Dios del ahora; está aquí en el presente, guiándola paso a paso.

Lo sé, es más fácil decirlo que hacerlo. Pero cuando empiece a confiar en que la buena salud es parte de su identidad, entonces dejará de perder mucho tiempo buscando una fantasía mágica y mítica que no existe y empezará a aceptar lo que Dios la ha llamado a ser, independientemente de su tamaño actual.

2. Ternion (del latín) (tríada): La buena salud implica una combinación de la curación de tu cuerpo, alma y espíritu. 1 Tesalonicenses 5:23

De toda la creación Dios nos hizo distintas y únicas.

Porque fuimos creadas a la imagen de Dios, Él también nos creó con una naturaleza tripartita como él mismo. Al igual que Dios engloba al Padre, el Hijo y el Espíritu Santo, nosotras también estamos compuestas de tres partes. Nuestro espíritu, alma y cuerpo.

Como seres humanos vivimos en un cuerpo físico, tenemos un alma y vivimos eternamente como un espíritu que se conecta con el espíritu de Dios. Nuestra naturaleza tripartita trabaja para mantenernos sanas y completas. Es imposible ocuparse de un área sin prestar atención a la otra.

La Biblia dice: "*Que Dios mismo, el Dios de paz, los santifique por completo. Que mantenga sin culpa todo su ser —espíritu, alma y cuerpo—, para cuando el Señor Jesucristo regrese*". (1 Tesalonicenses 5:23).

Para que tengamos la salud total que Dios quiere, las tres partes de nuestro ser deben estar sanas. Están entrelazadas e interconectadas. He aquí cómo:

Cuerpo

Nuestro cuerpo es nuestra caparazón exterior, pero alberga el templo del Dios vivo. Es su ser físico. Está formado por nuestros cinco sentidos: el gusto, el tacto, la vista, el olfato y el oído. En su infinita sabiduría, Dios creó nuestros cuerpos para que funcionaran en armonía con nuestras almas y espíritus. Si nuestros cuerpos físicos no están sanos esto impacta negativamente en nuestros espíritus y nuestras almas.

Esto es lo que la Biblia nos enseña sobre nuestros cuerpos físicos:

Alberga al Dios vivo (1 Corintios 3:16-17).

Debemos presentarlo ante Dios como un sacrificio vivo (Romanos 12:2).

No debemos confiar en él (Filipenses 3:3).

Debemos disciplinarlo y mantenerlo bajo control (1 Corintios 9:27).

Alma

Nuestra alma está formada por nuestra mente consciente y subconsciente, que albergan nuestros pensamientos, conciencia, voluntad y emociones. Nos da nuestra personalidad. Aquí es donde se libra la batalla. Es donde experimentamos la ansiedad, las dudas y los miedos que se manifiestan en nuestro cuerpo como exceso de peso y enfermedad. Si nuestra alma está atada, entonces tendremos dificultades para honrar nuestros templos y tendremos dificultades para conectarnos con Dios.

Esto es lo que la Biblia nos enseña sobre nuestras almas:

El Señor creó en nosotros un alma viviente (Genesis 2:7).

Es inmortal (Mateo 10:28).

Está en conflicto con nuestro espíritu (1 Corintios 2:14).

Puede alejarnos y llevarnos al pecado y a la muerte (Santiago 1:13-15).

Espíritu

En nuestro núcleo está nuestro espíritu, es la parte de nosotras que se conecta con Dios. Este es nuestro punto de contacto con Dios, donde nuestro espíritu se comunica con el Suyo. Pablo dice: "Cuando clamamos '¡Abba! Padre, es el espíritu mismo dando testimonio a nuestro espíritu de que somos hijos de Dios ". (Romanos 8: 15-17.) Solo cuando alineamos nuestro espíritu con el de nuestro Padre Celestial, podemos tener éxito en cualquier cosa que hagamos, incluso en mejorar nuestra salud.

Esto es lo que la Biblia nos enseña sobre nuestros espíritus:

Dios ilumina nuestro espíritu para que podamos conocer la verdad (Proverbios 20:27).

El Espíritu de Cristo mora en nuestro corazón (Romanos 8:16).

La Palabra de Dios puede dividir nuestra alma y nuestro espíritu (Hebreos 4:12).

Lo más importante: Somos seres tripartitos. Todo lo que ocurre a una parte de nuestro ser tiene repercusiones en las otras dos áreas.

3. Revelación: La información sin revelación no tiene sentido. (Romanos 8:5, Romanos 12:2, Santiago 1:5)

Aquí va una pregunta obvia, pero importante. ¿Necesita usted más información sobre la pérdida de peso? No lo creo. Probablemente ya tiene más información de la que puede leer. El problema no es la falta de información, sino exactamente lo contrario.

La mayoría de nosotras sufrimos una sobrecarga de información. Probablemente tenga libros en su estantería o mesa que quiere leer, correos electrónicos que necesita responder, artículos interesantes que espera leer algún día.

La mayoría de las mujeres con las que hablo están tan abrumadas que estoy segura de que la respuesta que están buscando no se encuentra leyendo otro libro o inscribiéndose en otro programa.

La información en sí misma no tiene sentido. Hágase las siguientes preguntas sobre toda la información que ha reunido hasta ahora. La revelación viene del Espíritu Santo. No viene de nuestra sabiduría o intelecto. De hecho, es nuestro intelecto el que nos mete en problemas. Creemos que sabemos más que Dios, así que seguimos tomando el asunto en nuestras manos. Santiago 1:5 nos recuerda que es Dios quien nos da la sabiduría.

1. ¿La está aplicando?

¿De qué sirve decir que confía en Dios para su salud, pero que nunca le muestra el viaje o nunca corre hacia Él en su momento de necesidad? Una cosa es leer algo en la Biblia o incluso en un libro, pero sin depender del poder del Espíritu Santo para transformarnos, es solo información, que no tiene poder por sí misma. Recuerde esto: el conocimiento NO es poder; la aplicación del conocimiento es poder

2. ¿Lo ha dominado?

Recuerdo haber participado en uno de esos desafíos de sentadillas en línea de 30 días. Me levanté hasta el día cuatro y lo dejé. Sin embargo, si alguien me pregunta, probablemente diría: "Sí, lo he hecho antes". Eso es lo que hacemos muchos de nosotras. Invertimos en algo y lo dejamos antes de haber obtenido resultados, pero hablamos como si ahora fuéramos expertos en el tema.

Enfrento un reto similar con el seguimiento de mi comida. Sí, hago un seguimiento de la comida, pero ¿utilizo la herramienta de forma efectiva para comer dentro de mi dieta diaria o la uso como una herramienta efectiva para adelgazar? La respuesta es no, así que hasta entonces seguiré utilizándola hasta que aprenda lo que tengo que aprender de la herramienta. No se frustre ni se dé por vencida si se pierde unos días o si no puede cumplirlo. Siga intentándolo hasta que la domine

3. ¿Sus resultados lo demuestran?

Esta es la prueba más grande del conocimiento verdadero. Recuerdo haber entablado una conversación con este "gurú" del marketing que me empezó a hablar de una nueva píldora milagrosa para perder grasa que se ha estado vendiendo como pan caliente. Me contó todos los beneficios del producto y lo increíble que era, ¡y tenía alrededor de 25 kilos de sobrepeso! ¿O alguna vez la hermana de la iglesia le ha dicho una Palabra del Señor para usted, y sin embargo su vida estaba en ruinas?

Deje que sus resultados hablen más fuerte que sus palabras. Los resultados nunca mienten. Si no está obteniendo resultados en su programa de pérdida de peso, deje de perder el tiempo reuniendo más información inútil.

4. Transformación: La transformación viene a través de la sumisión diaria. (2 Corintios 10:5, Lucas 9:23)

Seamos realistas, en ese momento sacrificar cualquier cosa no es agradable. Incluso la palabra misma evoca sentimientos de dolor y lucha. Sin embargo, nuestra Biblia nos enseña que vivir una vida de sacrificio es la única forma de disfrutar una vida de libertad en Cristo. En Mateo 10:39 Jesús dice: "El que encuentre su vida, la perderá, y el que pierda su vida por mí, la encontrará".

La realidad es que muchas de nosotras estamos frustradas y nos sentimos desesperadas con nuestro actual estado de salud, pero no estamos dispuestas a hacer los sacrificios necesarios para un peso saludable. Hemos estado luchando con nuestro peso durante la mayor parte de nuestra vida y parece que las cosas nunca van a cambiar. A pesar de nuestros sentimientos de desesperanza, seguimos aferrándonos a soluciones mundanas a corto plazo para acabar con nuestro dolor. Seguimos probando solución tras solución, pero al final resultan demasiado difíciles, toman tiempo, o simplemente nos aburrimos y pasamos a la siguiente.

Sólo cuando podemos abrazar la enseñanza de Jesús de que el sacrificio a corto plazo conducirá a la realización a largo plazo, y el concepto de vida sacrificada no será tan abrumador.

La solución se encuentra en Dios. Hasta que conozcamos el verdadero corazón de Dios, el sacrificio siempre parecerá una privación o un castigo, pero es exactamente lo contrario. La libertad se encuentra en morir nosotras mismas cada hora de cada día para que podamos vivir una vida abundante.

1. Dios nos llama a la sumisión porque entiende lo fácil que nos dejamos llevar por nuestra carne si no ejercemos la moderación. Él conoce nuestra propensión a hacer ídolos de todo y cómo estos ídolos desvían nuestra atención de Él.

"Nadie puede servir a dos señores, pues menospreciará a uno y amará al otro, o querrá mucho a uno y despreciará al otro. No se puede servir a la vez a Dios y a las riquezas". 6:24

2. Dios nos llama a la sumisión porque Él sabe que nuestros insaciables deseos de comida (dinero, poder, sexo) siempre nos mantendrán deseando aún más. Tratamos de llenar nuestras necesidades con cosas mundanas en lugar de cosas divinas, así que no importa cuánta comida comamos, siempre querremos más. No importa cuánto dinero ganemos, siempre querremos más (o cualquiera que sea su debilidad).

> *"Mas cada uno es tentado cuando se deja llevar y seducir por su propia lujuria. Luego, cuando la concupiscencia ha concebido, da a luz el pecado; y cuando el pecado se cumple, trae muerte..."*
> Santiago 1: 14-15

3. Dios nos llama a la sumisión porque sabe que Él es el único que puede satisfacer todas nuestras necesidades. Cuando sacrificamos nuestros apetitos y nos acercamos a Dios, Él honra nuestras acciones, nos encuentra en nuestros momentos de necesidad, y se acerca a nosotras. La saciedad y la satisfacción se encuentran sólo en Él.

> *"Bienaventurados los que tienen hambre y sed de justicia, porque serán saciados".* Mateo 5:6

A medida que lee este libro empieza a aceptar su viaje de salud como un maratón, no una carrera de velocidad. Se dará cuenta de la inutilidad de buscar soluciones rápidas y respuestas fáciles y finalmente comprenderá que no existe tal cosa.

Simplemente, no se puede atiborrar de lo que el Espíritu Santo está tratando de enseñarle en este viaje. No es como un examen de secundaria. Está en el viaje de su vida y le llevará tiempo y paciencia. El cambio es un proceso diario.

Son las pequeñas cosas que hace diariamente las que la llevarán a sus objetivos.

Cada vez que diga "sí" a Dios, se acercará más a su meta.

5. Acción: Usted debe superar la resistencia natural a la contemplación para pasar a la acción. (Santiago 1:22; Santiago 2:26)

¿Qué quiero decir con resistencia natural?

La resistencia se refiere a las pruebas, los obstáculos, las dificultades, las frustraciones, los reveses y los obstáculos que encuentra en su viaje. Puede ser cualquier cosa, desde una reincidencia, un autosabotaje, una lesión, una enfermedad en la familia, un viaje, unas vacaciones, una visita familiar, una compañía inesperada o cualquier cosa que ralentice o detenga la pérdida de peso. Parte de esta resistencia es Dios perfeccionándonos, parte es el enemigo que intenta evitar que cumplamos las promesas de Dios para nosotras, y parte es el resultado de nuestro pensamiento erróneo y nuestras malas decisiones. De donde sea que venga la resistencia, todas debemos atravesarla.

Cuando experimentamos resistencia, la mayoría de nosotras usualmente hacemos una de estas dos cosas: o nos hundimos más profundamente o nos rendimos. ¿Qué pasa si te digo que ninguna de estas opciones es correcta? La resistencia no debe combatirse. Piense en arenas movedizas: cuanto más se resiste, más rápido se hunde. La resistencia debe ser entregada a Dios para que podamos "echar nuestras preocupaciones sobre Él" a medida que encontremos el valor para actuar. En lugar de siempre "prepararse para prepararse", planificar comenzar su nueva dieta el "lunes" o investigar más sobre el programa adecuado para usted, déjese de dilaciones y tome medidas ya. Eso es lo que significa este último principio y eso es lo que comenzará a descubrir cómo hacerlo.

El Propósito

Los estadounidenses gastan $ 66 mil millones al año en programas y productos para bajar de peso. Probablemente haya gastado cientos, si no miles, en productos o programas que le prometen resultados rápidos.

Usted necesita una solución para reducir el peso sin caer en trucos de venta y dietas poco saludables. ¿Y si yo le dijera que nunca más tiene que gastar un centavo en un truco de pérdida de peso? Escribí este libro para ayudarle a lograr la mejor salud de su vida, así como a acercarle a Dios. Dios no quiere que esté dando vueltas a la misma montaña, una y otra vez. Él quiere que sea libre 2 Corintios 3:17 dice: "*Donde está el Espíritu del Señor, allí hay libertad.* ". Quiero que experimente esa libertad.

Durante más de la mitad de mi vida, intenté cambiar casi todo sobre mí. Sentía que era demasiado gorda, demasiado hippie, demasiado ruidosa, demasiado silenciosa, demasiado fea, demasiado conservadora, demasiado negra, demasiado fácil, demasiado temerosa, demasiado perezosa, demasiado mundana, demasiado piadosa, y, sobre todo, demasiado indisciplinada para hacer que cualquiera de estos cambios. ¡Hablo de esclavitud!

No fue hasta que clamé como Pablo en Romanos 7:24 para ser liberada de este cuerpo de muerte, que comencé a recibir la sanación, la paz y el descanso de Dios, la paz y el descanso de todas las historias que me contaba a mí misma. Es un sentimiento increíble de descanso el poder hacer menos y recibir más. Mi oración es que ustedes reciban lo mismo.

El proceso de Dios que me cambia suavemente continúa día a día, poco a poco. Quiero compartir con usted lo que Dios me ha enseñado hasta ahora. Oro para que lo reciba y permita que la transforme en el precioso milagro que Dios ha creado para usted.

La amo y oro por su victoria.

21 DÍAS A LA MANERA DE DIOS

Día 1

¿CUÁL ES SU OBJETIVO?

Reflexión sobre las Escrituras

"Los planes del diligente conducen a la ganancia con la misma seguridad que la prisa lleva a la pobreza".
(Proverbios 21:5 NVI)

"No planificar, es planificar para fracasar".
~ Benjamín Franklin

Así que está lista para comenzar su viaje de pérdida de peso - ¡felicitaciones! Antes de empezar, ¿Sabe lo que quiere? ¿Sabe cuánto tiempo le llevará alcanzar su objetivo? Su objetivo comenzará a hacerse realidad sólo cuando tenga claro lo que quiere. Escribir su objetivo envía un mensaje claro a usted misma y al mundo sobre quién es y de qué es capaz de completar. El primer día será el paso más largo pero crucial de todo el plan. Saber lo que quiere es fundamental para llegar a su destino. Después de todo, si no conoce su objetivo, además de decir simplemente que quiere perder peso, existen cientos de programas listos para llevarlo por el frustrante e interminable camino de la pérdida de peso.

A medida que escriba sus metas, comenzará a alinear su voluntad con la de su Padre celestial. Para que sus objetivos sean claros como el cristal, estos deben ser específicos, medibles, alcanzables, realistas y con limitaciones de tiempo (S.M.A.R.T.). Para obtener más información sobre el establecimiento de metas INTELIGENTES, consulte el apéndice al final de este libro. Aquí hay un breve resumen

ESPECÍFICO.

Sea específica sobre los resultados que desea y lo que hará para lograr el objetivo. En lugar de decir "quiero perder peso", elija un número específico.

MENSURABLE.

¿Puede mostrar de forma tangible cómo vas a conseguir su objetivo? ¿Cuáles son los marcadores objetivos a lo largo del camino que confirmarán que logrará su meta?

¿Cuáles son las marcas objetivas en el camino que confirmarán que se está moviendo en la dirección correcta?

Debería poder seguir su progreso para asegurarse de que va por el buen camino

ALCANZABLE.

Tenga claro lo que es y lo que no es posible para usted.

REALISTA Y RELEVANTE.

Para establecer objetivos realistas, desarrollará una comprensión de lo que se necesita para perder peso. La mayoría de nuestros objetivos no son realistas porque no entendemos el proceso de pérdida de peso. ¿Sus metas están de acuerdo con sus valores cristianos y son posibles según su estilo de vida actual??

LIMITADO EN EL TIEMPO.

Las metas con límite de tiempo significan que su meta debe tener una fecha de inicio y una fecha de finalización. La cantidad de tiempo que se da a sí misma para alcanzar el objetivo debe crear una sensación de urgencia, pero también debe ser lo suficientemente realista como para que sea posible lograrlo.

Es muy probable que haya establecido objetivos muchas veces antes y haya tenido niveles limitados de éxito. Entonces, ¿Por qué va a ser diferente esta vez? En Lucas 14:28-30 aprendemos que nunca consideraría construir una casa sin estimar los costos, el tiempo y todos los factores que intervienen en el proyecto. Y nunca intentaría iniciar un programa de pérdida de peso sin tener índices específicos para medir su éxito.

El Desafío de Hoy para la Salud

Siga este ejemplo para redactar su objetivo utilizando el principio SMART (INTELIGENE)

Yo (insertar nombre) _____ me comprometo a perder (insertar peso) _____ kg. para (insertar fecha) _____. Lo haré mediante (insertar pasos a seguir) _____
_____
_____.

Estudio Adicional

1. Medite sobre la escritura, *"Supongamos que alguno de ustedes quiere construir una torre. ¿Acaso no se sienta primero a calcular el costo, para ver si tiene suficiente*

dinero para terminarla"? (Lucas 14:28 NVI) ¿Qué es lo que el Espíritu Santo muestra sobre la importancia de planificar y establecer metas?

2. Reflexione sobre cómo ha tratado de alcanzar sus metas en el pasado. ¿Ha aplicado los principios de Lucas 14:28? Si no es así, ¿se comprometerá con este proceso?

3. Encomiende este viaje a Dios y pídale que la ayude a establecer metas piadosas que lo glorifiquen a Él.

Confesión de Hoy

Gracias por darme la sabiduría para establecer metas realistas que te glorifiquen. Te entrego mis metas y planes y confío en que me mostrarás el camino para alinear mis metas con tu voluntad y propósito para mi vida. Declaro que mis objetivos llegarán a buen puerto. Soy exitoso y victorioso en el nombre de Jesús.

Espacio de Trabajo/Reflexiones

Día 2

CALCULE EL COSTO: ¿QUÉ ESTÁ DISPUESTA A HACER?

Reflexión sobre las Escrituras

"Entonces Jesús dijo a sus discípulos: "Si alguno de ustedes quiere ser mi seguidor, tiene que abandonar su propia manera de vivir..." (Mateo 16:24 NTV)

"Algo sucede siempre que se sacrifica".
~ T.D. Jakes

No se puede negar que hay diferencias de mentalidad entre las personas delgadas y sanas frente a las personas que luchan para mantener su peso. Las personas delgadas ven la comida, su salud, su cuerpo, el ejercicio, y la vida en general desde una perspectiva diferente que las personas con sobrepeso. Hacen ELECCIONES definidas y están dispuestas a hacer sacrificios que la mayoría de los demás no hacen. Así que la verdadera pregunta para la persona que trata de perder peso es "¿Cuánto está dispuesta a hacer?" Si perder peso es algo que realmente desea, prepárese para hacer los cambios necesarios para que haga realidad.

- ¿Está dispuesta a tomarse tiempo para hacer ejercicio independientemente de cómo se sienta?

- ¿Está dispuesta a comer sólo cuando tenga hambre y dejar de hacerlo cuando esté llena?
- ¿Está dispuesta a comer por su salud y no por placer?
- ¿Está dispuesta a pagar el precio?
- ¿Está dispuesta a aceptar que usted es 100 por ciento responsable de su pérdida de peso?
- ¿Está dispuesta a buscar asesoramiento o comprometerse con el apoyo adicional que pueda necesitar para superar sus bloqueos?

El famoso 'Salón de la Fama de la Fe' en Hebreos 11 es un ejemplo perfecto de personas en la Biblia que superaron las adversidades y su nivel de comodidad para hacer lo que fueron llamados a hacer. Noé se sometió al ridículo de toda su comunidad para construir un enorme barco en tierra firme (Genesis. 6:1-11:32). Por orden de Dios, Abraham sacrificó su cómoda vida tal y como la conocía para viajar a una tierra extraña y extranjera (Genesis. 12:1).

Hay otras innumerables historias de héroes que hicieron sacrificios increíbles, como Gedeón (Jueces 6-8), Sansón (Jueces 13:24-16:31), David (1 Samuel 16, 1 Reyes 2), Daniel (Daniel 6), Pablo (Hechos 7:58-28:31), Samuel (1 Samuel 1-28), y todos los profetas.

El hecho es que el éxito en cualquier aspecto requiere sacrificio y trabajo duro. Requiere que se decida a cambiar, pase lo que pase. Sí, el cambio da miedo, y su cuerpo y su mente luchará contra el cambio, pero sepa que Dios entiende sus miedos, sus debilidades y sus decepciones, y nunca le dará más de lo que puede soportar (1 Corintios 10:13).

El Desafío de Hoy Para la Salud

Comparta los ajustes que va a hacer para alcanzar su objetivo.

Estudio Adicional

1. Lea más de los grandes de la Biblia que sobrepasaron su nivel de comodidad como Noé (Génesis 6:1-11:32) y Abraham (Génesis 12:1). ¿Qué puede aprender de ellos que la ayude en su camino?
2. Reflexione sobre sus intentos anteriores de perder peso. ¿Estaba dispuesta a hacer los sacrificios necesarios?
3. ¿Qué le dice el Espíritu Santo sobre el sacrificio y por qué es importante para su camino?

La Confesión de Hoy

Soy audaz como un león. Puedo resistir hasta el final porque Tú eres mi fuerza y mi escudo. Tengo la capacidad de vivir victoriosamente. Funciono con excelencia y propósito para completar cada tarea que me propongo. Puedo hacer todas las cosas por medio de Cristo que me da fuerza.

Espacio de Trabajo/Reflexiones

Día 3

CALCULE EL COSTO: LAS CONSECUENCIAS DE LA INACCIÓN

Reflexión sobre las Escrituras

"Si callas en un tiempo como este, Dios salvará a los judíos de alguna otra manera, pero tú y tu familia morirán". (Ester 4:14 NTV)

"Los que piensan que no tienen tiempo para el ejercicio corporal, tarde o temprano tendrán que encontrar tiempo para la enfermedad".
~ Edward Stanley

Ayer vimos algunos de los sacrificios y costos asociados con alcanzar sus objetivos de perder peso. ¿Pero, ha pensado alguna vez en los costes asociados a no alcanzar su objetivo? ¿Qué ocurrirá si no abandona sus malos hábitos alimenticios? ¿Su falta de actividad física? ¿Si no deja de consumir tanto azúcar, grasa y calorías? ¿Qué le costará a su familia? ¿Cuál será el costo para su autoestima? ¿Sus relaciones? ¿Su alegría?

Es difícil analizar con detenimiento todos los costos de los objetivos y deseos incumplidos. A veces el dolor es tan difícil que preferimos esconder la cabeza en la arena que afrontar la verdad sobre cuanto dolor nos estamos causando. Sin embargo, hasta que no nos enfrentemos el dolor que nos estamos causando a nosotras mismas y a los demás, nunca estaremos lo suficientemente motivadas para querer superarlo.

En el libro de Ester, vemos a una mujer que se enfrenta a una difícil decisión. Aunque era una reina y disfrutaba de los beneficios del poder y la riqueza del rey, su posición tenía un precio. Ella podría haber vivido una vida cómoda en un palacio con un rey, pero el precio significaba poner en peligro la seguridad de toda la raza judía. Una raza entera puede no depender de su pérdida de peso, pero, de nuevo, el legado de salud que deja para su familia podría serlo. ¿Le dejará un legado de bendiciones o maldiciones?

El Desafío de Hoy para la Salud

A lo largo del día de hoy, complete la siguiente afirmación. Escriba al menos siete respuestas diferentes. Haga lo posible por anotarlas a medida que las piense en lugar de tratar de recordar al final del día. Reflexione sobre sus sentimientos a medida que avanza el día.

El precio si no bajo de peso es...

El precio si no bajo de peso es...

El precio si no bajo de peso es...

Estudio Adicional

1. Medite sobre el impacto futuro de su salud en su familia, su futuro, su legado.

   "Si te callas en un momento como este, la liberación y el alivio para los judíos surgirá de algún otro lugar, pero tú y tus parientes morirán".
   (Ester 4:14 NLT)

2. Reflexione sobre la importancia de que tenga buena salud. ¿La anima o la abruma? Pida a Dios que la ayude a ver la importancia de tener buena salud sin sentir culpa o vergüenza por su pasado.

3. Ore para que su familia viva un legado de buena salud. Ore para que se rompa toda maldición de mala salud.

La Confesión de Hoy

Todas las cosas se combinan para el bien. Mi dolor se convertirá en risa, mi cruz se cambiará por una corona, y mi luto se convertirá en danza. He sido bendecido y soy una bendición. Mis decepciones del pasado se convertirán en testimonios en el nombre de Jesús.

Espacio de Trabajo/Reflexiones

Día 4

ENTENDIENDO EL PROCESO: POCO A POCO

Reflexión sobre las Escrituras

"Los desalojaré poco a poco, hasta que seas lo bastante fuerte para tomar posesión de la tierra".
(Éxodo 23:30 NVI)

"Da el primer paso con fe. No tienes que ver la toda la escalera, sólo da el primer paso".
~ Martin Luther King, Hijo.

¿Cuántos años le llevó ganar el exceso de peso? Aunque le haya costado muchos años ganar peso, tendemos a querer perder peso rápidamente.

Programas como "The Biggest Loser" (El Gran Perdedor) han creado la ilusión de que la pérdida de peso es rápida. Muestran personas que pierden 25 libras en una semana. Sin embargo, la vía rápida nunca es el camino correcto. El cambio se produce al renovar su mente a diario con la Palabra de Dios. Es un proceso que ocurre día a día, poco a poco, paso a paso, de gloria en gloria. La meta de Dios es la plenitud de Cristo en nuestra vida. Quiere llevarnos a nuevos niveles y permitirnos experimentar una vida libre de todas las cosas que nos mantienen atados.

Cuando los israelitas salieron de Egipto a través del Mar Rojo y hacia el desierto, Dios prometió que estaría con ellos durante todo el viaje. También prometió que los ayudaría a obtener la victoria sobre todos sus enemigos y fue muy específico sobre cómo los ayudaría. Dios dice: " *Los expulsaré poco a poco, hasta que tu población aumente lo suficiente para tomar posesión de la tierra*". (Éxodo 23:30). ¿Por qué un Dios Todo Poderoso se tomaría su tiempo para actuar? Dios entiende que, para ser victorioso, hay que desarrollar ciertas habilidades deben ser desarrolladas; como la persistencia, la paciencia, la estrategia y la sumisión. Estas cualidades no se desarrollan de la noche a la mañana. Dios quiere que obtengamos tanto las lecciones como las bendiciones. El éxito llega paso a paso.

¿Está también preparada para ir paso a paso, poco a poco?

El Desafío de Hoy para la Salud

Ajustándose a los contratiempos y circunstancias imprevistas, ¿cuánto más le tomará alcanzar su meta de lo que había proyectado originalmente?

Estudio Adicional

1. Piense en Éxodo 23:20. " *Los desalojaré poco a poco, hasta que seas lo bastante fuerte para tomar posesión de la tierra*". ¿Por qué Dios los expulsó poco a poco?

2. ¿Qué quiere Dios que aumente en su vida poco a poco a poco? ¿Paciencia, disciplina, sumisión, sacrificio? Escriba su respuesta en un diario.

3. Reflexione sobre sus intentos pasados de perder peso rápidamente. ¿Cuál fue el resultado?

La Confesión de Hoy

Gracias por Tus promesas. Estoy progresando. De victoria en victoria, de éxito en éxito, me estoy haciendo más fuerte cada día. Soy más que una vencedora. Estoy avanzando en todo que me propongo. ¡Soy imparable!

Espacio de Trabajo/Reflexiones

Día 5

SOMETERSE A DIOS

Reflexión sobre las Escrituras

" El Señor iba delante de ellos de día en una columna de nube para guiarlos por el camino, y de noche en una columna de fuego para alumbrarles, a fin de que anduviesen de día y de noche".
(Éxodo 13:21 RVR1960)

"No puedes cumplir los propósitos de Dios para tu vida mientras enfocándote en tus propios planes".
~ Rick Warren, Una Vida Movida por el Propósito

¿Qué significa para usted someter su programa de pérdida de peso a Dios? ¿Sabe siquiera cómo es? ¿Estar abierta a Su guía e impulso? ¿Admitir ante Él su incapacidad para hacerlo sin Él? ¿Invitándole a asociarse con usted? ¿Escuchar sólo lo que Él le dice a través de su diario y su tiempo de oración? Todas estas son formas prácticas de sumisión.

Si pudiéramos perder peso (o librarnos de cualquier otro obstáculo) por nosotras mismas, entonces no necesitaríamos a Dios. Gran fuerza de voluntad, la autodisciplina y el autocontrol pueden ayudarte a alcanzar sus metas, pero lo más probable es que el viaje no sea agradable y definitivamente no sea sostenible. En lugar de frustrarse siempre intentando hacerlo a su manera y perdiendo tiempo, dinero y su salud, el primer y más importante paso es someter su programa de pérdida de peso a Dios.

Dios nos da una hermosa imagen de cómo quiere que vivamos con Él. Desde el momento del éxodo hasta que los israelitas entraron en la Tierra Prometida, el Señor los guió de día con una columna de nube, y por la noche con una columna de fuego. Dios es igual de fiel a nosotras si le permitimos que nos guíe. Aunque no sea con nubes y fuego, puede ser esa voz suave y apacible, la confirmación de un amigo, o el sentimiento interno de paz. También nos promete que nunca nos dejará ni nos desamparará.

Usted PUEDE descansar de todos sus esfuerzos - no más dietas locas o trucos, no más dinero desperdiciado, no más frustración, y no más culpa o condenación. A partir de hoy, niéguese a dar otro paso en su programa de salud sin Dios.

El Desafío de Hoy para la Salud

¿Qué comportamientos y acciones conscientes está llevando a cabo que muestran su falta de sumisión en el área de su proceso de pérdida de peso? Haga una lista de 5 a 10 de ellos y luego comience a pedirle al Espíritu Santo que la ayude. Diga cada uno de ellos en voz alta.

Estudio Adicional

1. Medite sabiendo que la presencia de Dios está con usted día y noche..

    "El Señor iba delante de ellos, y los guiaba durante el día mediante una columna de nube y les daba luz

> *durante la noche con una columna de fuego. Esto les*
> *permitía viajar de día y de noche. "*
> *(Éxodo 13:21)*

2. Reflexione sobre Su deseo y promesa de conducirla y guiarla. ¿Cómo le ayuda esto a someterse a Él?

   > *"El Señor te guiará siempre; te saciará en tierras*
   > *resecas, y fortalecerá tus huesos. Serás como jardín*
   > *bien regado, como manantial cuyas aguas no se*
   > *agotan. " (Isaías 58:11)*

3. Tómese tiempo para descansar en la presencia de Dios y pídale que La ayude a someterse. Escuche Su respuesta y Pídale que le revele Su presencia para que puedas sentirse confiada en Su presencia.

La Confesión de Hoy

Hoy camino en Tu presencia. Elijo honrarte, Dios, en lo que como, y en todo lo que hago. Someto mi peso, mi salud y mi cuerpo a Ti. Camino con valor, disciplina y perseverancia en tiempos de prueba y tentación. Soy bendecida y próspero en Ti.

Espacio de Trabajo/Reflexiones

Día 6

EL PODER DE LA ORACIÓN

Reflexión sobre las Escrituras

"Oren para que no caigan en tentación".
(Lucas 22:40 NVI)

"Ora más, preocúpate menos".

¿Realmente es necesario incluir la oración en su programa de pérdida de peso? Si cree en el poder de la oración, entonces du respuesta debería ser un rotundo "sí". Sin embargo, demasiados cristianos nunca han pensado en orar por su pérdida de peso. Algunas personas creen que orar por su pérdida de peso es una petición demasiado insignificante para llevarla a Dios, especialmente si siente que se lo ha buscado usted misma. Pero nada más lejos de la realidad. Si le duele y le impide vivir la vida por la cual Cristo murió para que tenga, entonces también es importante para Dios. No hay oración demasiado grande o pequeña para Dios.

Sin lugar a dudas, la oración es, el regalo más eficaz y precioso que Dios nos ha dado. Es un momento íntimo de comunicación con Dios. Él nos invita a pedir lo que necesitamos y a confiar en Él para satisfacer nuestras necesidades.

El poder de la oración cambia la vida. Cuanto más nos acerquemos a Dios en oración, más experimentamos Su paz transformadora. A través de la oración luchamos contra nuestras fortalezas, reemplazamos nuestro miedo por la fe, y recibimos Su paz cuando nada de lo que nos rodea es pacífico. A través de la oración, el poder de Dios se descarga en nosotras.

Jesús pidió a los discípulos que oraran para no caer en la tentación (Lucas 22:40). Él sabía que iban a enfrentar muchas dificultades y quería que fueran proactivos. Después de instruirlos, Jesús se alejó de ellos y oró solo. Mientras oraba, el versículo 43 dice que " *se le apareció un ángel del cielo para fortalecerlo"*.

Imagínese que ora e inmediatamente se siente fortalecida para continuar su viaje. El mismo Dios que fortaleció a Jesús en el jardín es el mismo Dios que la fortalecerá en todos sus viajes. Confíe en Él hoy para satisfacer sus necesidades pasando tiempo en oración con Él. Dios siempre cumple sus promesas.

El Desafío de Hoy para la Salud

La oración es una de nuestras mejores armas para luchar contra el enemigo, para alinear nuestra voluntad con la de Dios, y para ayudarnos a resistir tentaciones. Según dónde se encuentre actualmente en su caminata, este puede o no ser un ejercicio abrumador para usted. Su desafío de hoy para la salud es decir con valentía su oración en voz alta. Puede hacerlo en el espejo o donde se sienta cómoda.

Estudio Adicional

1. Medite sobre la importancia de orar a Dios durante tentaciones y pruebas

   "Oren para que no caigan en tentación".
   (Lucas 22: 40 NVI)

2. Pídale al Señor que se le revele en la oración de hoy.

   "Más bien, crezcan en la gracia y en el conocimiento de nuestro Señor y Salvador Jesucristo. ¡A él sea la gloria ahora y para siempre! Amén".
   (2 Pedro 3:18)

3. Ore hoy por su salud. Mientras ora, ¿qué le dice el Espíritu Santo cuando escucha Su voz?

La Confesión de Hoy

Te agradezco que no tengo que estar preocupada o ansiosa por nada. Te traigo mi petición con acción de gracias y confío que Tú la llevarás a cabo. Sé que Tú eres capaz de hacer todo lo que yo pueda pedir o pensar.

Espacio de Trabajo/Reflexiones

Día 7

EL PODER DE LA ELECCIÓN

Reflexión sobre las Escrituras

"Entréguense completamente a Dios, porque antes estaban muertos, pero ahora tienen una vida nueva".
(Romanos 6:13 NTV)

"Eres libre de hacer la elección que quieras, pero no eres libre de las consecuencias de la elección".
~ Desconocido

Para que el cambio sea permanente, Dios quiere que reemplacemos nuestros viejos patrones y comportamientos con nuevas formas de pensar y comportarnos. Estos nuevos comportamientos deben aplicarse continuamente hasta que sean consistentes y habituales en nuestras vidas. De lo contrario, cuando nos sintamos temerosas y vulnerables volveremos a lo que siempre hemos hecho.

El cambio requerirá la mezcla perfecta de fe y acción (Santiago 2:26). Una vez que haya sometido su pérdida de peso a Dios, Él la impulsará a moverse a niveles más altos de éxito en esta área y en todas las demás áreas de su vida. ¿Qué es lo que el Espíritu Santo le está pidiendo que cambie primero? Probablemente hay un montón de áreas en las que siente que necesita cambiar. Identifique y elija una que se comprometa a cambiar inmediatamente.

¡Levántese! ¡Adelante! ¡Crezca!

Dios llamó a los israelitas a pasar de su estado actual de esclavitud a una vida de libertad. Su viaje estuvo repleto de desafíos, y a través de todos ellos los israelitas volvieron a lo que mejor conocían: refunfuñar, quejarse, vivir en desobediencia y adorando a falsos ídolos.

¿El resultado? Cuarenta años de vagar sin rumbo durante un viaje que los eruditos estiman que llevaría entre 11 días y un año. Gloria a Dios que nos ha dado un nuevo corazón y espíritu que nos permite vivir según sus reglas y no las nuestras (Ez.36:26-27).

El Desafío de hoy para la Salud

Tómese un tiempo y busque un pasaje de las Escrituras que recitará para renovar su mente cada vez que no se ciña a su objetivo. A medida que toma la decisión diaria de mantenerse enfocada en su meta, Dios honrará su compromiso y la fortalecerá en el viaje.

Estudio Adicional

1. ¿Cómo es que ha elegido permanecer en su actual situación de salud en lugar de depender de Dios?

2. ¿Qué decisiones podría tomar para mostrar su confianza en Dios y lo mejor que Él tiene para usted?

3. ¿Cómo va a caminar en fe Y en acción?

"Pues, como el cuerpo sin el espíritu está muerto, así también la fe sin obras está muerta". (Santiago 2:26)

La Confesión de Hoy

Estoy muerta al pecado. Tu fuerza y tu gracia me han cambiado y me han renovado. Tengo una nueva vida en Ti y hago cosas que me llevan a santidad y al gozo. El poder de tu Espíritu vivificador me ha liberado del poder del pecado. Tu Espíritu que controla mi mente me ha dado vida y paz.

Espacio de Trabajo/Reflecciones

Día 8

CÓMO HABLAR DE SU SITUACIÓN: AFIRMACIONES POSITIVAS PODEROSAS

Reflexión sobre la Escrituras

"En la lengua hay poder de vida y muerte".
(Proverbios 18:21 NVI)

"El mayor descubrimiento de mi generación es que los seres humanos pueden alterar sus vidas modificando sus actitudes mentales".
~ William James

La afirmación es una de las herramientas más poderosas que Dios nos ha dado para combatir cada uno de los problemas de nuestra vida. El libro de Juan comienza diciendo: "En el principio era el Verbo..." ¿Sí? ¿Qué significa eso? En las Escrituras hebreas, el «Verbo» era un agente de la creación-tan poderoso que el Salmo 33:6 afirma que, "El Señor tan solo habló y los cielos fueron creados".

¿Es posible que Dios también nos haya dado ese mismo poder? Entonces Dios dijo: *"Hagamos al hombre a nuestra imagen y semejanza"* (Genesis 1:26). Esto incluye el poder de hablar con nuestras situaciones y circunstancias. *"... podría decirle a esta montaña: "Muévete de aquí para allá", y se moverá".* (Mateo 17:20).

Hable la Palabra de Dios sobre su vida. Cuando Jesús fue tentado en el desierto, su mayor arma fue la Palabra de Dios. Satanás se le acercó tres veces desde diferentes ángulos y las tres veces que Jesús habló la Palabra de Dios. Reconoció que *"no sólo de pan vive el hombre, sino de toda palabra que sale de la boca de Dios"* (Mateo 4:4). Lo que decimos puede darnos vida.

Dios nos da pautas para usar poderosamente las declaraciones. Declare siempre en positivo: "Soy fuerte y valiente".

- Sea clara y específica. (Santiago 1:6)
- Crea. (Mt. 17:20)
- Dígalo en voz alta. (Salmo 119:13)
- Repítalas constantemente; memorícelas. (Sal. 119:9,11)
- No suplique ni pida, sino declare con valentía. (Prov. 28:1)

Desafío de Hoy para la Salud

En tu diario, o utilizando un dispositivo electrónico, registre la frecuencia con la que se sorprende diciendo algo negativo sobre sí misma. Luego escriba una afirmación poderosa hoy usando los seis puntos mencionados anteriormente. Memorícela y recítela a lo largo del día.

Estudio Adicional

1. Medite sobre las Escrituras: *"En la lengua hay poder de vida y muerte"*. (Proverbios 18:21 NVI) ¿Qué significa esta escritura en relación con su viaje hacia tu salud?

2. ¿Cómo es que lo que dice revela lo que hay en su corazón?

3. ¿De qué manera puede honrar al Señor con lo que dice más a menudo?

La Confesión de hoy

Tengo fe para mover montañas. El Espíritu Santo en mí ha hecho posible lo imposible. Soy más que un conquistador y puedo superar cualquier obstáculo que se interponga en mi camino. Ningún arma formada contra mí prosperará. Estoy progresando constantemente. Soy un éxito.

Espacio de Trabajo/Reflexiones

Día 9

AUMENTE SU CONCIENCIA

Reflexión sobre las Escrituras

"No se amolden al mundo actual, sino sean transformados mediante la renovación de su mente".
(Romanos 12:2 NVI)

"No miremos hacia atrás con ira, ni hacia adelante con miedo sino alrededor en conciencia".
~ James Thurber

¿Se deja llevar por la corriente de la vida a menudo? ¿Está haciendo que sucedan cosas en la vida o la vida le está está pasando? Si somos verdaderamente honestas con nosotras mismas, gran parte de nuestra vida simplemente pasa. Vivimos en piloto automático y aceptamos la mano que la vida nos ha dado. A menudo, no tenemos el control de las elecciones que hacemos de alimentos . Tomamos algo rápido porque tenemos prisa. Comemos porque tenemos un antojo de algo, o porque alguien nos da algo de comer y somos demasiado educadas para decir que no.

Este nivel de vida nos mantiene estancadas y nos roba la alegría. Su pérdida de peso exitosa requerirá que sintonice todas las elecciones que haga sus patrones de pensamiento, su motivación para hacer lo que hace, e incluso evaluar su proceso de toma de decisiones.

En el libro de Daniel (1:8-14), Daniel, Ananías, Misael y Azarías se enfrentaron a un dilema en el que se les exigía demandas que se les impusieron. Los sacaron de su tierra natal y les dijeron que comieran alimentos que no formaban parte de su estilo de vida ni de sus costumbres. Pero Daniel y sus amigos decidieron que no comerían la comida del rey. Tenían al Señor de su lado, y si le permitimos entrar en nuestras vidas, también lo haremos nosotras. Como Daniel, debemos resolver obedecer a Dios antes que a las presiones de este mundo. De Daniel también aprendemos que debemos tener un plan en marcha para resistir la tentación antes de que surja. Él estaba decidido a permanecer comprometido con sus principios y elecciones.

En el libro de Romanos del Nuevo Testamento, también aprendemos la diferencia entre vivir conscientemente centrando nuestras vidas en Jesús, frente a vivir bajo la Ley de Moisés, que era ritualista y sólo proporcionaba un alivio temporal. Romanos 8:5 nos enseña que, *"Los que viven conforme a la naturaleza pecaminosa fijan la mente en los deseos de tal naturaleza; en cambio, los que viven conforme al Espíritu fijan la mente en los deseos del Espíritu"*.

Desafío de Hoy para la Salud

Hoy será 100 por ciento consciente de todo lo que ponga en su boca. Sólo comerá alimentos que fortalecerán su cuerpo y no le causarán ningún daño. Esto requerirá un poco de planificación adicional de su parte, así que tómese un tiempo antes de salir de casa para organizarse. Evite todos los alimentos procesados, todas las comidas rápidas, todos los aditivos y conservantes, y todo el azúcar y la cafeína.

Estudio Adicional

1. Hoy dedique un tiempo a reflexionar sobre la importancia de ser intencional acerca de lo que va a comer y lo que no va a comer. ¿Cómo trae eso la gloria a Dios?

   "Pero Daniel se propuso no contaminarse con la comida y el vino del rey, así que le pidió al jefe de oficiales que no lo obligara a contaminarse".
   (Daniel 1:8)

2. Medite sobre por qué quiere vivir según el espíritu. ¿Cómo se mantiene segura, protegida y fuera de peligro?

   "Los que viven conforme a la naturaleza pecaminosa fijan la mente en los deseos de tal naturaleza; en cambio, los que viven conforme al Espíritu fijan la mente en los deseos del Espíritu".
   (Romanos 8:5)

3. Reciba una nueva unción del Espíritu Santo. Abra su corazón y sea consciente de su presencia. Pídale a que la haga más consciente y presente en Su presencia. Él está allí para guiarla y dirigirla si se lo permite.

   "¿Acaso no saben que su cuerpo es templo del Espíritu Santo, quien está en ustedes y al que han recibido de parte de Dios? Ustedes no son sus propios dueños"; (1 Corintios 6:19)

La Confesión de Hoy

Te amo, Señor, y te agradezco tu Espíritu que vive en mí. Mi mente está puesta en las cosas de arriba. Cada día me parezco más como Tú cada día. He sido creada a tu imagen y semejanza. Tomo decisiones responsables. Tengo la capacidad de resolver mis problemas con Tú como guía. Tengo autoridad sobre este día en el nombre de Jesús.

Espacio de Trabajo/Reflexiones

Día 10

¿QUÉ LA DETIENE?

Reflexión sobre las Escrituras

> *"No entiendo lo que me pasa, pues no hago lo que quiero, sino lo que aborrezco".*
> *(Romanos 7:15 NVI)*

> *"El carácter se expresa a través de nuestro comportamiento patrones o respuestas naturales a las cosas".* ~ Joyce Meyer

¿Por qué es que, a pesar de nuestro profundo deseo de perder peso continuamente cometemos los mismos errores de mala elección de alimentos y otros comportamientos que nos quitan el poder? ¿Por qué continuamos aferradas tan tenazmente a patrones que no nos sirven?

La verdad es que la mayoría de nuestros patrones son inconscientes. Nos hemos aferrado a ellos durante tanto tiempo que ni siquiera nos damos cuenta de que nos mantienen atascadas. Para liberarnos finalmente de las cosas que nos retienen, primero debemos identificar nuestros patrones de derrota, comportamientos, pensamientos y elecciones, y entregarlos a Dios. Estos "ladrones de sueños nos impiden vivir la vida para la que hemos nacido. Nuestra tarea es someterlos y vencerlos si queremos mantener el peso no deseado para siempre.

La lucha de Pablo contra el pecado era tan real para él como para nosotras. En Romanos 7:15, escuchamos el clamor de un hombre desesperado y frustrado con su naturaleza pecaminosa.

En Lucas 5:8, Simón Pedro también se enfrenta a su naturaleza pecaminosa al darse cuenta de que aun Dios está interesado en ayudarle a ¡pescar! Dice: «Apártate de mí, que soy un hombre pecador, Oh Señor".

Reconocer su naturaleza pecaminosa es el primer paso para permitir que el Espíritu de Dios more en usted en abundancia; reemplazando gradualmente sus miedos y defectos con la libertad de Cristo de lo que la ha estado reteniendo. Como Simón Pedro y Pablo, una vez que nos damos cuenta de nuestra naturaleza pecaminosa y entendemos cuán profundamente está arraigada en nosotras, entonces y sólo entonces podemos empezar a entender que Cristo es el único que puede ayudarnos, si estamos dispuestos a permitírselo.

Desafío de Hoy para la Salud

Escribaun patrón o comportamiento recurrente que le impida alcanzar su meta. Ahora escriba cómo estos comportamientos han aparecido en su vida en las siguientes etapas. Hasta que usted no entregue estos comportamientos a Dios, seguirán apareciendo en su vida.

Estudio Adicional

1. Medite en el poder de Dios para cambiarnos desde de adentro hacia afuera y someter nuestra voluntad.

   "¡Soy un pobre miserable! ¿Quién me librará de este cuerpo mortal? 25 ¡Gracias a Dios por medio de Jesucristo nuestro Señor!" (Romanos 7:24-25)

2. Adore a Jesús por el poder que está disponible a través de Él para vivir no según la carne, sino a través de Su Espíritu.

   "Porque tanto amó Dios al mundo que dio a su Hijo unigénito, para que todo el que cree en él no se pierda, sino que tenga vida eterna". (Juan 3:16)

3. ¿Cómo el enfrentamiento con su naturaleza pecaminosa le da libertad y paz?

   "Apártate de mí, Señor; ¡soy un pecador!" (Lucas 5:8)

La Confesión de Hoy

Ten piedad de mí, Señor. Me has buscado y me has ayudado a descubrir mis pensamientos ansiosos. Ahora comienzo el proceso de erradicarlos para siempre. Te agradezco por reemplazar mis viejos comportamientos por otros nuevos que son agradables a Tus ojos. Por Tu amor, estoy muerta al pecado. Me aferro con valentía a Tu poder que me da la victoria sobre el pecado.

Espacio de Trabajo/Reflexiones

_____

_____

_____

_____

Niño:

_____

_____

_____

Adolescente:

_____

_____

_____

Adulto:

_____

_____

_____

_____

Día 11

¿QUÉ CREE?

Reflexión sobre las Escrituras

> *"Seguían tras sus propios dioses según las costumbres religiosas de las naciones de donde provenían"*. (2 Reyes 17:33 NTV)

> *"El crecimiento exige una renuncia temporal a la seguridad. Puede significar renunciar a patrones familiares pero limitantes, trabajo seguro, pero poco gratificante, valores en los que ya no se cree, y relaciones que han perdido su significado"*.
> ~ John C. Maxwell

Todas tenemos cosas que creemos sobre nosotras mismas. Puede que nos las hayan dicho, o que hayamos interiorizado una creencia como resultado de algo que nos ha sucedido en nuestra infancia. En relación con nuestra salud, algunas de estas creencias pueden sonar algo así:

- Dios no se preocupa por lo físico, lo que cuenta es lo que está interior.
- El ejercicio físico beneficia poco.

- Siendo realistas, lo más probable es que nunca esté delgada.
- Si pierdo peso, de todas formas, volveré a engordar.

Estas creencias o posturas sobre la vida a veces pueden interponerse en el logro de nuestros objetivos. Dado que llevamos esas creencias inconscientemente con nosotras en la edad adulta, a menudo sabotean nuestros planes y objetivos. Estas creencias erróneas afectan nuestras sentimientos, acciones y salud. El avance requerirá un cambio en estos patrones de pensamiento.

En el libro 2 Reyes, los israelitas comienzan su resbalosa pendiente hacia la idolatría. Su deseo era servir a Dios, pero sus acciones los llevaron a la idolatría y a la corrupción. El rey de Asiria vio de primera mano la dureza con la que Dios trataba la idolatría, así que mandó a buscar sacerdotes para que enseñaran a los israelitas cómo adorar al Señor. El problema era que los nuevos colonos también seguían adorando a sus propios dioses según las costumbres religiosas de las naciones de las que venían. El resultado fue su ruina.

Israel fue conquistado porque se negó a centrarse en el único Dios verdadero. No pudieron apartarse de sus antiguas creencias a pesar de que los alejaba de Dios. ¿Qué creencias se niega a dejar atrás? Entienda que el costo de aferrarse a ellas-no vale la pena.

En los próximos días, veremos cómo nuestras creencias nos hacen participar en comportamientos poco saludables, como inventar excusas, culpar, postergar y comer emocionalmente. Lo hacemos porque nos protegen del dolor de estas creencias profundamente arraigadas. Darse cuenta de en cuáles participa es un gran primer paso hacia la libertad.

Desafío de Hoy para la Salud

Para el desafío de hoy, identifique una creencia limitante que sabotee sus esfuerzos por perder peso.

Estudio Adicional

1. Medite en cómo seguir nuestra cultura en lugar de Dios puede alejarle de lo mejor de Dios para usted cuando se trata de cuidar tu cuerpo.

   "Seguían tras sus propios dioses según las costumbres religiosas de las naciones de donde provenían..." (2 Reyes 17:33)

2. Entregue a Dios todas sus creencias limitantes y pídale que la ayude a cambiar la forma en que se ve a sí misma, al mundo e incluso a Él. Él puede hacerlo

3. Pídele al Espíritu Santo que la guíe a una vida de pensamientos que sólo crea en la verdad de Dios. Decida hoy que no quiere vivir al margen de Su verdad y de Su luz.

La Confesión de Hoy

Sus promesas son para la eternidad. Cada maldición generacional y todo lo que se habla en contra de mi salud se rompen en el nombre de Jesús. Declaro que gozo de buena salud en cuerpo, mente y espíritu. Soy fuerte, valiente y exitosa en todo lo que hago. Medito en Tu Palabra día y noche. Aquel a quien el Hijo libera es verdaderamente libre, y yo declaro mi libertad en Ti.

Espacio de Trabajo/Reflexiones

Día 12

RAZONES O RESULTADOS: LA BÚSQUEDA DE EXCUSAS

Reflexión sobre las Escrituras

"no tengo a nadie que me meta en el estanque mientras se agita el agua y, cuando trato de hacerlo, otro se mete antes". (Juan 5:7 NVI)

"El que es bueno para inventar excusas rara vez es bueno para cualquier otra cosa".
~ Benjamín Franklin

No puedo perder peso porque no tengo tiempo... En este momento no puedo permitirme el lujo de ir al gimnasio... Mis hijos me necesitan. ¿Le suena alguna de estas frases?

Tomé un curso hace unos años donde el facilitador hizo una declaración poderosa. Dijo: *"En la vida, hay razones y resultados; si tienes una razón, entonces no obtuviste el resultado"*. Entonces, ¿qué prefiere ¿una buena razón o un buen resultado?

Buscar excusas es uno de los patrones defectuosos que nos mantienen atascados. Las excusas nos impiden asumir la responsabilidad de nuestras vidas y de nuestra salud. Nos roban nuestro poder personal y nos hacen sentir indefensas ante nuestras circunstancias.

Las excusas en sí mismas no son más que los síntomas de un problema subyacente. Uno de los pasos más importantes para perder el exceso de peso es desarraigar las excusas y empezar a tratar los verdaderos problemas que hay detrás de las excusas que pone. Es imposible cambiar lo que no se reconoce.

En el libro de Juan hay una triste historia sobre un hombre que permitió que su enfermedad se convirtiera en su forma de vida durante 38 años. La historia describe a un hombre cojo que esperaba en un estanque de curación que se creía que sanaba a quien fuera la primera persona en meterse en el agua después de que un ángel del Señor la agitara (Juan 5:1-9). Aunque pudo haber tenido una excusa legítima (como la mayoría de nosotras) para no ir en búsqueda de lo que quería, culpó de su situación a otras personas que no la ayudaron Se quejaba de que los demás siempre se le adelantaban y por eso no podía recibir su curación.

¿Qué razones tiene para no haber obtenido avances en esta área? Por muy legítimas que sean nuestras excusas Dios quiere que asumamos el 100 por ciento de responsabilidad por nuestras acciones, y Él nos ha equipado con la capacidad de hacerlo.

Desafío de Hoy para la Salud

Haga una lista de todas las excusas (incluso las legítimas) que usa para justificar por qué no está en su peso ideal y saludable.

Estudio Adicional

1. La respuesta de Jesús a las excusas del enfermo fue simple, clara y directa: *"Levántate, recoge tu camilla y anda —le contestó Jesús"*. (Juan 5:8) Al revisar su lista de excusas que escribió en el desafío de hoy para su salud, ¿Cómo la llama Jesús a levantarse? ¿Lo obedecerá?

2. Reflexione sobre la diferencia entre sentirse impotente e indefensa impotente frente a sentirse capacitada por el espíritu de Dios que vive en usted.¿Cómo puede rechazar los sentimientos de desesperanza cuando la asaltan?

" No tengo a nadie que me meta en el estanque mientras se agita el agua y, cuando trato de hacerlo, otro se mete antes". (Juan 5: 7 NVI)

3. ¿Cómo puede pasar de las excusas a la acción y descansar en la verdad de quién es Dios en su vida?

"Depositen en él toda ansiedad, porque él cuida de ustedes". (1 Pedro 5:7)

La Confesión de Hoy

Padre, me has revestido de fuerza y honor. Me has dado el poder de ser fuerte y valiente. Reclamo mi poder en ti, asumiendo el 100% de la responsabilidad de mis pensamientos y acciones. Soy bendecida con el Espíritu Santo para lograr mis objetivos de pérdida de peso. Tendré un testimonio en el nombre de Jesús.

Espacio de Trabajo/Reflexiones

Día 13

EL JUEGO DE LA CULPA

Reflexión sobre las Escrituras

"La mujer que tú me diste fue quien me dio del fruto, y yo lo comí". (Génesis 3:12 NTV)

"Sólo voy a presentarme ante Dios y dar cuenta de mi vida, no por la vida de otra persona. Si tengo una mala actitud, entonces tengo que decir que no hay punto en que te culpe por lo que está mal en mi vida".
~ Joyce Meyer

Un amigo cercano para invenar excusas es el juego de la culpa. En este juego, usted pierde sin importar lo bien que juegue. El juego de la culpa suena algo así como: "Mi marido/mujer hace las compras, así que no tengo control sobre la comida que hay en la casa". "Es mi genética". En este juego, usted es la pobre víctima y otro tiene la culpa de que tenga sobrepeso. Al igual que con la invención de excusas, poner fin al juego de las culpas requerirá que asuma el 100% de responsabilidad por sus acciones.

El hábito de culpar puede verse desde el principio de los tiempos. Cuando Dios le preguntó a Adán si había comido la fruta, Adán culpó a la mujer. Luego, cuando Dios le preguntó a Eva si había comido del fruto prohibido, ella culpó a la serpiente.

A medida que se desarrolla la historia, también aprendemos un principio universal, cada acción siempre tiene una consecuencia.

Como vemos en el Jardín del Edén, en el momento en que culpamos a otro por nuestros actos, retrasamos nuestro éxito, porque perdemos el tiempo enfocándonos en el problema equivocado, dudamos de nuestras capacidades para alcanzar nuestros objetivos, y desviamos nuestra atención del verdadero problema y nos privamos de la alegría que Dios tiene para nosotras. Siga el plan de Dios para su vida negándose a culpar a nadie ni a nada por su falta de resultados.

Desafío de Hoy para la Salud

Anote los nombres de cualquier persona a la que culpe por participar directa o indirectamente en que no tenga la salud y peso ideal. Asuma su responsabilidad pidiéndoles disculpas hoy mismo y dígales que, a partir de ahora, asumirá el 100% de la responsabilidad por su salud. Si la persona ha fallecido, todavía puede hacerle saber a Dios que la perdona.

Estudio Adicional

La culpa comenzó con el primer pecado que se cometió en la Biblia. Nos sigue costando al igual que a Adán y Eva.

> *"Y dijo: ...' ¿Acaso has comido del fruto del árbol que yo te prohibí comer? Él respondió: La mujer que me disté por compañera me dio de ese fruto, y yo lo comí. Entonces Dios el Señor le preguntó a la mujer:¿Qué es lo que has hecho? La serpiente me engañó, y comí,contestó ella". (Génesis 3: 11-13 NVI)*

1. ¿Por qué Adán culpó a Eva, y por qué Eva culpó a la serpiente? ¿Quién tuvo la culpa?

2. ¿Cuáles fueron las consecuencias de culpar, y qué puede aprender de ellas? (Génesis 3:27)

3. ¿Qué escrituras le sirven cuando tiene ganas de culpar a otros en lugar de asumir la responsabilidad?

La Confesión de Hoy

Padre, perdóname por usurpar mi responsabilidad ante ti por mi salud y bienestar. La salud excelente es mía; la energía y la vitalidad son mías. Estoy diseñada para alcanzar niveles más altos de salud de victoria en victoria, de gloria en gloria, ¡en el nombre de Jesús!

Espacio de Trabajo/Reflexiones

Día 14

EVITAR LA PROCRASTINACIÓN

Reflexión sobre las Escrituras

"¿Cuánto tiempo más van a esperar para tomar posesión del resto de la tierra que el Señor, Dios de sus antepasados, les ha dado?" (Josué 18:3 NLT)

"La procrastinación puede aliviar la presión a corto plazo. Pero a menudo impide el progreso a largo plazo". ~ John Maxwell

La procrastinación es otra seria barrera que nos impide alcanzar nuestras metas. Es mucho más compleja que simplemente posponer cosas. El conocido psicólogo Piers Steel publicó casi 800 estudios sobre la procrastinación.

La causa fundamental de la procrastinación proviene de un problema con nuestra relación con nosotras mismos, lo que implica directamente un problema con nuestra relación con nuestro Padre Celestial. Como muchas otras barreras, la procrastinación generalmente proviene de algún tipo de miedo: miedo al fracaso, miedo al éxito, miedo a ser controlada, miedo a la intimidad, miedo a la separación, etc. La lista puede ser interminable.

En el Antiguo Testamento, Josué fue elegido para ser el sucesor de Moisés para conducir a los israelitas a la Tierra Prometida. Su mayor fortaleza fue su voluntad de someterse a Dios. Cuando asumió su nueva posición, no pudo evitar preguntarse por qué algunas de tribus se demoraban en poseer la tierra como Dios les había ordenado. Para combatir este problema, Josué tomó la iniciativa y delegó en tres hombres para que actuaran y avanzaran en llevar a cabo la tarea.

Este tema es demasiado complejo para tratarlo sólo en este libro, pero la Palabra ofrece algunas soluciones para que empiece a cambiar este comportamiento destructivo de procrastinar.

Un primer paso para superar la procrastinación es someter todos sus temores a Dios mientras se concentra en el resultado final en vez de en el miedo.

Desafío de Hoy sobre la Salud

¿Cuál es la cosa principal que ha estado posponiendo en relación con su pérdida de peso y por qué?

Estudio Adicional

1. ¿Cuál de los miedos mencionados anteriormente podría estar contribuyendo a impedir que tome medidas para alcanzar sus objetivos de salud y bienestar?

2. Sólo cinco de las siete tribus recibieron su herencia. ¿Por qué estaban dispuestos a conformarse con menos de lo mejor de Dios? ¿Qué les impidió recibir su herencia? ¿Puede identificar patrones y

comportamientos similares en su vida? Póngalos en manos de Dios y pídale que la ayude.

3. Josué se hizo cargo de la situación y puso en marcha un plan para avanzar en la meta. ¿Cómo puede tomar las riendas de lo principal que ha estado posponiendo? ¿Qué acciones específicas puede llevar a cabo para empezar?

> " *Elijan a tres hombres de cada tribu para que yo los envíe, y ellos vayan, recorran la tierra, hagan una descripción de ella con miras a sus heredades, y después vuelvan a mí".* (Josué 18:4)

La Confesión de Hoy

Busco Tu reino por encima de todo. Te antepongo a mis agendas, mis plazos y mis prioridades. Camino en la fe y no en el miedo. Camino con poder, victoria, y una mente sana. Hago todo a tiempo y en orden. Todos mis pasos están ordenados por Ti.

Espacio de Trabajo/Reflexiones

Día 15

SUPERAR LA ALIMENTACIÓN EMOCIONAL

Reflexión sobre las Escrituras

"Si se enojan, no pequen. No permitan que el enojo les dure hasta la puesta del sol, ni den cabida al diablo".(Efesios 4:26-27 NVI)

"Siente tus sentimientos, no los alimentes".
~ Desconocido

Otro comportamiento destructivo que siempre saboteará su programa de pérdida de peso es comer emocionalmente. Los expertos estiman que el 75 por ciento de los excesos alimenticios son causados por las emociones. La alimentación emocional es cuando comemos en respuesta a nuestros sentimientos, independientemente de si tenemos hambre o no, y/o cuando utilizamos la comida como herramienta o mecanismo para afrontar el dolor o sentirnos mejor. Los sentimientos más comunes que conducen a la alimentación emocional son el aburrimiento, el estrés (financiero, relacional, mental, etc.), la soledad, el cansancio y la frustración.

En Efesios 4, Pablo enseña cómo afrontar eficazmente las tensiones de la vida. Habla más específicamente de las disputas entre las personas, pero también se aplica a lidiar con nuestra confusión interior. Señala que está bien enfadarse (o experimentar otras emociones), pero que debemos encontrar formas piadosas de lidiar con ellas. Los asuntos no resueltos dan paso a que el diablo opere en nuestras vidas.

El salmista también nos dice que, cuando estemos enojados, escudriñemos nuestro corazón y guardemos silencio (Salmos 4:4).

Pero lo único que Jesús quiere por encima de todo es que dedique tiempo a escucharlo, "sentándose a sus pies", por así decirlo. Eso debe ser lo primero, antes que todas las demás cosas. Ahí es donde se encuentra la paz.

Con el tiempo aprenderá a desarrollar formas apropiadas y efectivas de lidiar con sus emociones, como, por ejemplo:

- Tomarse el tiempo para preguntarse cuál es el sentimiento subyacente que está provocando la emoción.

- Someter ese sentimiento/situación a Dios; pedirle a Él que lo maneje en lugar de la comida.

- Hacer una pausa. Comer emocionalmente puede ser muy intenso, pero si puede aguantar entre 10-15 minutos, el antojo a menudo disminuye.

Desafío de Hoy para la Salud

¿Qué sentimiento la llevó a comer innecesariamente la última vez? ¿Cuál fue el sentimiento subyacente?

Estudio Adicional

1. Reflexione sobre la escritura: *"Tiemblen, y no pequen; Mediten en su corazón sobre su lecho, y callen.* (Salmo 4:4) ¿Qué significa escudriñar en el corazón y quedarse en silencio, y cómo puede aplicarlo a su viaje de pérdida de peso?

2. Pablo señala que está bien estar enojado (o experimentar otras emociones) sin actuar como consecuencia de ellas. ¿Qué puede hacer, en cambio, la próxima vez que experimente una emoción fuerte que la lleve a comer?

3. El Salmo 139:23 nos dice que pidamos a Dios que nos muestre lo que hay detrás de la superficie de nuestras emociones. Ora y pídele a Dios que te muestre lo que está en la raíz de tu alimentación emocional.

"Examíname, oh, Dios, y sondea mi corazón; ponme a prueba y sondea mis pensamientos".
(Salmo 139:23)

La Confesión de Hoy

¡Aquel a quien el Hijo libera es verdaderamente libre! Me regocijo porque estoy libre de esclavitud. Estoy libre de comer emocionalmente. Soy libre para ser yo, creada a Tu imagen y destinada a la grandeza. Tengo la capacidad de lidiar con eficacia con cada situación y circunstancia que mi mente, la gente o el enemigo me presenten.

Espacio de Trabajo/Reflexiones

Día 16

¿ES UN GIGANTE O UN SALTAMONTES? LA MALA IMAGEN DE SÍ MISMA

Reflexión sobre las Escrituras

*"Hasta había gigantes, los descendientes de Anac.
¡Al lado de ellos nos sentíamos como saltamontes!"*
(Números 13:33 NTV)

"Mírate como Dios te ve".

¿Cómo se ve cuando se mira en el espejo? ¿Se enfoca en sus fortalezas? ¿O sus ojos se centran en todos los defectos? Si somos sinceras con nosotras mismas, la mayoría nos centramos en todo lo que está mal en nosotras en lugar de en lo que está bien.

La mala imagen de una misma es uno de los grandes ladrones de sueños. Puede ser la causa de la procrastinación, la búsqueda de excusas, la falta de fe y de autocontrol, por nombrar sólo algunos. Afectará a cómo ve el mundo y cómo cree que el mundo la ve.

En la historia de Números, 10 enviaron a10 hombres a explorar la tierra que Dios había prometido a los israelitas. Los hombres regresaron con historias aterradoras de gigantes que seguramente los devorarían, aunque sus informes se contradecían con los de Josué y Caleb, dos hombres con gran visión y autoestima. Los 10 hombres tenían tal poca consideración de sí mismos que se veían a como saltamontes en comparación con sus enemigos. Si se a símisma como pequeña o incapaz, o no digna, entonces eso es exactamente lo que el mundo te reflejará.

Aquí hay un plan bíblico de esta historia para ayudarla a desarollar su autoestima:

- Crea en lo que Dios dice de usted y lo que le ha prometido a pesar de lo que la mayoría de las personas (la sociedad, los amigos y los compañeros) puedan decir sobre sobre usted.

- Tenga la actitud correcta. Caleb confió en que Dios le daría a Israel la tierra que le prometió.

- Manténgase firme y haga afirmaciones positivas para combatir negativas. Caleb declaró: *"¡sin duda la conquistaremos!"*. (Núm. 13:30)

- Aprenda a distinguir la voz de Dios. Dios nunca la condenará ni la hará sentir mal.

- Cuando el Espíritu Santo le convence de pecado, siempre te dirigirá hacia una acción específica que puedes tomar (Juan 3:19-21).

Desafío de Hoy para la Salud

Escriba 10 cosas que le gustan de sí misma.

Estudio Adicional

1. Contraste el informe de Caleb y Josué con el informe de los otros exploradores. ¿Por qué vieron las cosas de manera diferente? ¿Qué hizo la diferencia?

2. Hay un marcado contraste entre cómo nos ve Dios y cómo nos vemos a nosotras mismas. Estudie una, dos o todas estos pasajes de las escrituras para tener una idea más clara de cómo Dios la ve para que pueda empezar a realinear su forma de pensar.

Estoy lejos de la opresión, y no viviré con miedo. (Isaías 54:14)

Soy amada generosamente por Dios. (1 Juan 3:1)

He nacido de Dios, y el maligno no me toca (1 Juan 5:18)

Estoy completa en Aquel que es la cabeza sobre todo gobierno y autoridad, de todo poder angenical y terrenal. (Colosenses 2:10)

Soy aceptada en el amado. (Efesios 1:6)

Estoy viva con Cristo. (Efesios 2:5)

Tengo la mente de Cristo. (1 Corintios 2:16; Filipenses 2:5)

Tengo la paz de Dios que sobrepasa todo entendimiento. (Filipenses 4:7)

El Espíritu de Dios, que es más grande que el enemigo en el mundo, vive en mí. (1 Juan 4:4)

Estoy renovada en el conocimiento de Dios y ya no quiero vivir en mis viejos caminos o naturaleza antes de aceptar a Cristo. (Colosenses 3:9-10)

He nacido de nuevo, transformada espiritualmente, renovada y apartada para el propósito de Dios, a través de la palabra viva y eterna de Dios. (1 Pedro 1:23)

Soy obra de Dios, creada en Cristo para hacer buenas obras que Él ha preparado para que yo las haga. (Efesios 2:10)

Soy una nueva creación en Cristo. (2 Corintios 5:17)

3. Entréguele a Dios sus sentimientos de baja autoestima y a Dios y pídale que la transforme a la semejanza de Jesús hoy. Haga espacio para que Dios la ame plenamente, y pídale al Espíritu Santo que la ayude a verse a sí misma como Él la ve.

La Confesión de Hoy

Soy formidable y maravillosa. Yo soy la niña de tus ojos. No hay condenación para los que están en Cristo Jesús. Por medio de Cristo Jesús, el Espíritu me liberó del poder del pecado. ¡Ciertamente puedo conquistar esta fortaleza y cualquier otra que se cruce en mi camino, en Tu incomparable nombre!

Espacio de Trabajo/Reflexiones

Día 17

MANTENERSE AUTOCONTROLADA

Reflexión sobre las Escrituras

"¡Estén alerta! Cuídense de su gran enemigo, el diablo, porque anda al acecho como un león rugiente, buscando a quién devorar". (1 Pedro 5:8 NTV)

"He aprendido que realmente tengo disciplina autocontrol y paciencia. Pero me fueron dadas como una semilla, y depende de mí elegir desarrollarlas".
~ Joyce Meyer

Además de los patrones inconscientes que pueden sabotearnos, también nos involucramos en muchos patrones conscientes. La falta de control es el primera de estas conductas en la que profundizaremos.

Vivimos en un mundo de extremos. No comer o comer en exceso nos hace perder la concentración y el control. Evite los extremos en la vida. Los programas populares de 12 pasos advierten sobre DETENESRE-H.A.L.T.(Hungry (Habre), Angry (Enojo), Lonely (Soledad), Tired (Cansancio)) - no se permita tener demasiada hambre, enojo, soledad o cansancio. Los extremos nos desgastan e inhiben nuestra capacidad de tomar decisiones. Las malas elecciones de alimentos se hacen a menudo cuando estamos tan cansadas que nuestro cuerpo anhela un estímulo instantáneo, que suele no ser saludable.

Aprendemos del rey David cómo la falta de autocontrol puede llevarnos a un pecado cada vez más profundo. 2 Samuel 11:1 comienza con la sutil pero poderosa acusación del rey David. Dice: *"En la primavera, que era la época en que los reyes salían de campaña, David mandó a Joab con la guardia real y todo el ejército de Israel para que aniquilara a los amonitas"*. Aquí aprendemos que, antes de caer en pecado con Betsabé, David eligió pasar el rato en casa con sus pensamientos en lugar de ir a la guerra con los otros soldados. Nosotras deberíamos hacernos la misma pregunta: "¿Estamos funcionando para nuestro propósito?" Y si no es así, ¿Esto nos hace perder nuestro enfoque y control?

En el Nuevo Testamento se puede encontrar otro ejemplo. Aprendemos lo que sucede cuando estamos demasiado ocupadas. Aprendemos que Jesús corrige gentilmente a Marta por ocuparse en la cocina y estresarse, mientras que que se aprueba la decisión de María de sentarse a los pies de Jesús y escuchar sus enseñanzas.(Lucas 10:38-42):

> *" Marta, Marta —le contestó Jesús—, estás inquieta y preocupada por muchas cosas..." (Lucas 10:41)*

La solución de Dios para mantener el autocontrol se encuentra en 1 Pedro 5:9. Nos advierte que debemos estar atentas a los momentos en los que podemos ser vulnerables. Es durante estos momentos que el enemigo se aprovechará de nuestro estado de debilidad y nos llevará por el mal camino.

Desafío de Hoy para la Salud

Registre los momentos en que se siente vulnerable y fuera de control.¿ Bajo qué circunstancias experimenta esto más a menudo?

Estudio Adicional

1. Tanto la historia de David como la de María nos enseñan valiosas lecciones sobre los peligros de no controlarnos. David estaba ocioso y María estaba demasiado preocupada. ¿Qué podemos aprender de estas dos historias que puedan ayudarnos cuando nosotras también somos vulnerables?
2. ¿Cómo puede mantenerte alerta, tal y como nos enseña 1 Pedro 5:8?
3. ¿Cuál será su estrategia la próxima vez que sienta que pierde el control?

La Confesión de Hoy

Me mantengo firme frente al enemigo y él huye. Mantengo mis ojos en ti, Dios, porque Tú eres el autor y el perfeccionador de mi fe. Me mantengo firme en Tu Palabra. Es mi espada y mi escudo. Tu Palabra es una luz para mis pies y una luz para mi camino. Me trae consuelo, protección y fuerza en tiempos de necesidad.

Espacio de Trabajo/Reflexiones

Día 18

MANTENERSE ENFOCADA

Reflexión sobre las Escrituras

"¿Por qué me buscaban? ¿No sabían que tengo que estar en la casa de mi Padre?" (Lucas 2: 49)

"Cuando lleguen los problemas, concéntrese en la capacidad de Dios para cuidar de usted".
~ Charles Stanley

Es tan fácil para nosotras distraernos, emocionarnos, desanimarnos o simplemente cansarnos. ¿Cómo podemos mantener nuestro enfoque cuando no tenemos ganas de hacerlo? Es muy fácil perder la concentración. Vivimos en una sociedad en la que se nos imponen tantas exigencias que hay poco tiempo para descansar o reflexionar, y como funcionamos a toda máquina realmente no sabemos cómo hacerlo cuando no tenemos 10 cosas en nuestras tareas pendientes.

En la Biblia, vemos un fuerte contraste entre cómo Jesús se mantuvo centrado y cómo sus discípulos estaban constantemente distraídos. En la popular historia del intento de Pedro de caminar sobre el agua, podemos aprender mucho sobre la concentración. Pedro empezó bien ¡en realidad lo estaba logrando! Luego Pedro experimentó el mismo problema que muchas de nosotras experimentamos.

Él apartó sus ojos de su objetivo y se enfocó en la abrumadora situación. ¿El resultado? Se hundió. Si nos enfocamos en los desafíos y la magnitud de la pérdida de peso, entonces también nos hundiremos en la desesperación. Para mantenerse enfocada en su meta de pérdida de peso cuando las situaciones son difíciles, concéntrese en el poder del Espíritu Santo en lugar de en sus debilidades (2 Corintios 12:9).

- Jesús nos enseña mucho sobre el enfoque.
- Jesús se alejaba con frecuencia para volver a concentrarse y pasar tiempo con su Padre. (Marcos 1:35; Lucas 5:16; Mateo 26:39)
- Jesús utilizó las Escrituras para contrarrestar los ataques de Satanás. (Mateo 4:1-11)
- Jesús decidió mantener el rumbo a pesar de las circunstancias. (Lucas 9:51)
- Jesús consiguió la ayuda y el apoyo de otros. (Lucas 10:1)

Desafío de Hoy para la Salud

Escriba las principales cosas que le hacen perder el enfoque de su objetivo de pérdida de peso.

Estudio Adicional

1. Reflexione sobre las escrituras anteriores para aprender sobre el enfoque de Jesús. ¿Qué pasos de acción puede incorporar de la vida de Jesús para evitar distraerse?

2. ¿Sobre qué pasajes de las escrituras puedes meditar para no distraerse?

3. Reflexione sobre 2 Corintios 12: 9 NVI. ¿Cómo puede servirle de ayuda cuando pierde el enfoque?

> *"Pero él me dijo: «Te basta con mi gracia, pues mi poder se perfecciona en la debilidad». Por lo tanto, gustosamente haré más bien alarde de mis debilidades, para que permanezca sobre mí el poder de Cristo".*

La Confesión de Hoy

Tengo la mente de Cristo. Mi mente está puesta en el Espíritu, que es vida y paz. Mi mente se renueva día a día. El Espíritu Santo vive en mí y me anima a hacer Su voluntad.

Espacio de Trabajo/Reflexiones

Día 19

ASOCIACIONES

Reflexión sobre las Escrituras

*"Él que anda con sabios será sabio, mas el
compañero de los necios sufrirá daño".
(Proverbios 13:20 LBLA)*

*"La responsabilidad genera capacidad de respuesta".
~ Stephen Covey*

Los desafíos de la pérdida de peso tienden a ser un bastión muy aislado y solitario.. Nadie quiere que sus amigos, familiares y seres queridos sepan lo mucho que están luchando, por lo que la gente tiende a aislarse y tratar de resolver sus problemas por su cuenta. Como muchas otras fortalezas, la pérdida de peso no es un viaje que debería intentar hacer por su cuenta.

A medida que vaya superando desafíos, necesitará a otros absu alrededor que la motiven, que la ayuden a construir su integridad y que se muestren cuán querida y apreciada es. Ellos pueden darle una perspectiva diferente de la que podría ver por sí misma y crear un cerco de protección a su alrededor. Su pareja también le dará el aliento que necesita cuando no seas capaz de motivarse por si misma.

Cuando está deprimida o frustrada, es natural que llame a alguien que la haga sentir mejor. Esta persona generalmente le ofrecerá un poco de ánimo y la alentará. Este tipo de responsabilidad es excelente, pero no siempre es lo mejor para nosotras. A veces necesitamos un consejo que nos advierta amorosamente que estamos equivocadas, que estamos siendo inmaduras, o que necesitamos arrepentirnos de nuestro comportamiento. En la Biblia, Natán fue uno de esos hombres sabios. Sabía que tenía que confrontar a David sobre su pecado. Sabía que la verdad le dolería, así que tuvo que mostrarle que estaba equivocado sin que David se enfadara (2 Sam.12). Se necesitaba mucho valor y tacto para hablarle a David de una manera que le hiciera ver sus errores. Su compañera responsable debe ser capaz de hablarte de esa manera.

Rodéese de personas que la quieran lo suficiente como para corregirla y deseen que tenga éxito. Comience a orar para que Dios le muestre quién debe ser su aliado responsable. Tener una compañera responsable requerirá un alto nivel de transparencia y honestidad.

Sea vulnerable, honesta y esté dispuesta a escuchar lo que su compañera responsable tiene que decir. La verdad a veces duele. A nadie le gusta enfrentarse a su "lado oscuro" o sentir que sus "cosas" están siendo expuestas, pero confíe en que estos pasos son beneficiosos para su crecimiento y eventual victoria.

Desafío de Hoy para la Salud

Escriba el nombre de todas las personas que la apoyarán en este viaje.

Estudio Adicional

1. Los Proverbios 13:20 destacan uno de los beneficios de tener responsabilidad, es decir, sabiduría. ¿Cuáles son algunos otros beneficios para usted?

2. Natán pudo confrontar "amorosamente" a David sobre su pecado. ¿Hay alguien en su vida lo suficientemente valiente como para enfrentarse a usted cuando peca?

3. Ore por su compañera responsable ahora mismo. Si no tiene uno, ore para que Dios le muestre a quién puede pedirle.

Confesión de Hoy

Confieso mis pecados a otro como Tú me has instruido. Te agradezco por mi aliado y te agradezco que seamos capaces de afinarnos el uno al otro. Como el hierro afila al hierro, nos afilamos mutuamente. Estamos de acuerdo en manifestar lo que Tú ya has hecho en el cielo y aquí en la tierra.

Espacio de Trabajo/Reflexiones

Día 20

HACER DE USTED UNA PRIORIDAD

Reflexión sobre las Escrituras

"Ustedes esperan mucho, pero cosechan poco... ¡Porque mi casa está en ruinas, mientras ustedes solo se ocupan de la suya!". (Hageo 1:9 NVI)

"El amor propio bien ordenado es justo y natural". ~ Tomás de Aquino

¿Cuál cree que es la razón número 1 que da la gente para no hacer ejercicio? Si dijo "el tiempo", está 100% en lo cierto. Y también puede ser su razón número 1 para no hacer ejercicio y cuidarse como debería. Si lo mira con detenimiento, verá que el problema no es realmente una cuestión de tiempo (o la falta de él), sino más bien una cuestión de valores: ¿Qué es realmente importante para usted? Verá, dedicamos nuestro tiempo y atención a lo que consideramos importante para nosotras. Decimos que queremos perder peso, pero la mayoría de las veces este objetivo queda relegado a la lista de cosas por hacer. Así que la verdadera pregunta es: "¿Qué importancia tiene para usted perder peso? Aunque la mayoría de nosotras diría que es muy importante, estamos tan atascados en nuestra rutina actual que es imposible ver cómo podríamos hacer caber algo más en el día.

En su libro, The Purpose Driven Life (La Vida Guiada por un Propósito), el autor con más ventas Rick Warren nos enseña que tenemos el tiemposuficiente para hacer lo que Dios nos ha llamado a hacer, y si no puede hacerlo todo significa que está tratando de hacer más de lo que Dios pretendía. ¿Hay cosas en su vida que le ocupan demasiado tiempo y no le dejan tiempo para hacer las cosas que realmente quiere? Entonces es hora de hacer un balance de lo que realmente quiere y empezar a remodelar su horario para convertirlo en una prioridad. Cuando Dios es lo primero en su vida, Él la ayudará a ordenar sus prioridades y a ver que necesita estar sana en cuerpo, alma y espíritu para poder cumplir con Su llamado en su vida.

En el libro de Hageo, aprendemos una importante lección sobre cómo priorizar nuestro tiempo. Dios les había dado a los judíos la tarea de terminar el templo cuando regresaran del cautiverio. Como la mayoría de nosotras, se ocuparon de otras cosas, olvidaron sus prioridades y se volvieron apáticos a las cosas que antes eran importantes para ellos.

Por medio de Hageo, Dios los desafió a actuar: " *Esperaban cosechas abundantes, pero fueron pobres; y cuando trajeron la cosecha a su casa, yo la hice desaparecer con un soplo. ¿Por qué? Dice el Señor todopoderoso¡Porque mi casa está en ruinas, mientras ustedes solo se ocupan de la suya!* ". (Hageo 1:9) ¿Dios la ha llamado a reconstruir su templo?

Desafío de Hoy para la Salud

Hacer de usted misma una prioridad a menudo significa restablecer sus prioridades diciendo no a muchas otras cosas que compiten por su tiempo. Su desafío de hoy es decir "no" a todas las solicitudes (no relacionadas con el trabajo) que se le presenten. Diga "no" a todas las ofertas de almuerzo, conversaciones telefónicas, etc. Practique el arte de decir "no" durante todo el día, y comparta su experiencia con su aliado responsable.

Estudio Adicional

1. Al igual que el de Judá, nuestro problema también son las prioridades. Tómese un tiempo y reflexione sobre dónde ubica a Dios en sus prioridades. ¿Él es el primero?

2. No darle a Dios el primer lugar en su vida tiene sus consecuencis. En el libro de Hageo, aprendemos que el trabajo de los judíos no era productivo y estaban insatisfechos con sus posesiones materiales. ¿Cuáles son algunas de las consecuencias que está experimentando al no poner a Dios en primer lugar?

"Ustedes Han sembrado mucho, pero cosechado poco; comen pero no quedan satisfechos; beben pero aún tienen sed; se abrigan pero todavía tienen frío. Sus salarios desaparecen, ¡como si los echaran en bolsillos llenos de agujeros!". (Hageo 1:6)

3. ¿Cómo le ayudará el hacer de Dios una prioridad a hacer de usted misma una prioridad?

La Confesión de Hoy

Padre, te agradezco que cuando Te pongo en primer lugar me enseñas a priorizar. Tu ordenas mis pasos. Primero hago lo que es primero. Busco Tu reino por encima de todo, y al hacerlo Tú me enseñas a aprovechar al máximo mi día. En todo lo que hago, Te adoro. Mi tiempo está en Tus manos y Tú lo has bendecido y me has dado un buen éxito.

Espacio de Trabajo/Reflexiones

Día 21

MANTENER EL RUMBO

Reflexión sobre las Escrituras

"Ya sea que te desvíes a la derecha o a la izquierda, tus oídos percibirán a tus espaldas una voz que te dirá: «Este es el camino; síguelo»".
(Isaías 30:21 NVI)

"Tú eres el único obstáculo real en tu camino hacia una vida plena". ~ Les Brown

¿Sabe cuándo está en el camino correcto? ¿Cómo sabe que esta vez va a funcionar? El tiempo de devoción matutina, llevar un diario de las comidas, llevar el almuerzo al trabajo, ir de compras cada semana, tomarse el tiempo para planificar su día y tomarse el tiempo para hacer ejercicio son acciones que nos hacen sentir que estamos en el camino correcto. Nos motivan a mantener el rumbo y nos dan energía para perseverar un día más. Estos marcadores, o guías, son herramientas efectivas que nos mantienen en el camino correcto. Una vez que seguimos la guía, tenemos la garantía de llegar a donde vamos.

No tenga miedo de probar algo nuevo: puede que no funcione, pero no pasa nada. Tomar una mala decisión no significa que estemos para siempre fuera de la voluntad de Dios. Esa es la belleza de las Escrituras. Contienen una historia tras otra de personas que tomaron malas decisiones, pero Dios los usó poderosamente. Dos ejemplos son Abraham (Génesis 12:11-13) y David (2 Samuel 11). Ambos hicieron cosas que estaban claramente mal, pero Dios trabajó a través de ellos para lograr grandes logros. Dios puede usar todas nuestras decisiones, ya sean correctas, incorrectas o neutrales. Lo que es que tome el rumbo y escuche la voz de Dios para que la dirija.

Dios quiere mostrarle el camino que debe seguir. Él nos ha dado la promesa: "Mis ovejas oyen mi voz". Hay muchos ejemplos de grandes hombres y mujeres en la Biblia que escucharon la voz de Dios y luego actuaron como resultado (Hab. 2:2; I Reyes 19:12). Al igual que Habacuc, una buena herramienta para comunicarse con Dios es escribir en un diario lo que Él le dice. Intenta escribirle una pregunta a Él y espera su respuesta. Puedes "probarlo una vez que Él responda, buscando la confirmación en las Escrituras.

Desafío de Hoy para la Salud

En este estudio, hemos identificado muchas áreas que podrían estar impidiéndole a alcanzar su peso saludable. ¿Cuáles son áreas que el Espíritu Santo ha identificado y que le han impedido alcanzar sus objetivos de salud? Escríbalas en el espacio de trabajo de abajo.

Estudio Adicional

1. Cuando el pueblo judío abandonó el camino de Dios, Él los guio de vuelta al camino correcto. ¿Está dispuesta escuchar y prestar atención a Su voz de corrección cuando la ofrece? Medite sobre Isaías 30:21.

2. ¿Cuáles son algunos de los indicadores que la mantendrán encaminada?

3. Cuando escucha la voz de Dios, ¿Cuáles son los próximos pasos hacia los que Él la está guiando en su camino hacia la salud?

"Encomienda tus acciones al SEÑOR, y tus planes tendrán éxito". (Proverbios 16:3)

La Confesión de Hoy

Gracias porque has prometido que nunca me dejarás ni me abandonarás. Tú eres mi maestro y mi guía. Tus caminos son siempre correctos y verdaderos. Oigo Tu voz en todo lo que hago. Tu palabra me guía en todo lo que hago. Fijo mis ojos en Ti, y Tu Espíritu me orienta.

Espacio de Trabajo/Reflexiones

PONIENDO TODO JUNTO

La alabo y felicito por su coraje y determinación para gozar de la mejor salud que glorificará a su Padre celestial.

Ahora ha sentado las bases para una relación más profunda e íntima con su cuerpo y con el Creador de su cuerpo.

Recuerde que esto es sólo el comienzo. Todavía queda mucho trabajo por hacer, y la animo a que continue alcanzando alturas mayores en el Señor y en su salud. Cada nuevo nivel trae nuevas metas, nuevas bendiciones y una comprensión más profunda de quién es en Cristo.

Él la creó para que fuera íntegra y completa. Él quiere que nol falte nada. Él laama incondicionalmente y de todo corazón, y quiere que se ame a sí misma de la misma manera. Le trae gloria a su Padre cuando cuida de Su templo - es uno de Sus dones para usted.

Como ciudadana del reino, descanse en el hecho de que todas las cosas han sido puestas bajo sus pies. Tiene la victoria sobre sus desafíos de peso y cualquier otro obstáculo que intente derrotarla. Se le ha dado esa autoridad, y ahora es el momento de usarla.

Para ejercer efectivamente su autoridad, tendrá que estudiar y orar la Palabra de Dios hasta que esté firmemente arraigada en Él. Desarrolle la nueva disciplina de hablar la Palabra de Dios sobre su peso, su salud y su vida entera. La cambiará dramáticamente. Utilice las escrituras adicionales incluidas para continuar meditando en la Palabra de Dios.

Le recomiendo que revise este libro periódicamente para ayudarle a arraigar los nuevos hábitos y hacer un seguimiento de su crecimiento espiritual.

Oro para que estos principios bíblicos para la pérdida de peso la lleven a una larga vida de excelente salud, paz, libertad y alegría.

GRACIAS

Gracias por estar motivada, ser valiente, curiosa y estar comprometida a profundizar en su viaje de salud y descubrir la pieza que falta: ¡Cristo!

Oro para que estos principios hayan sido una bendición para ustedcomo lo han sido para mí y para los cientos de miles de mujeres de todo el mundo que han experimentado lo que significa incluir a Dios en su viaje por la salud y por la pérdida de peso.

Si has sido bendecida por este libro, ¡por favor no lo mantengas en secreto!

Hay millones de mujeres que necesitan escuchar este mensaje. Tómese un momento para dejar una reseña honesta del libro para que más personas también puedan descubrir este libro.

Este libro ha sentado una gran base, pero hay mucho más por descubrir. Por favor, manténgase en contacto conmigo para poder seguir en esta conversación y continuar haciendo de su salud una prioridad - el Camino de Dios.

cathymorenzie.com/prima

Guía para la Líder

Pérdida de Peso a la Manera de Dios en 21 Días Guía de la Líder para el Desafío

> *"Por lo tanto, vayan y hagan discípulos de todas las naciones bautizándolos en el nombre del Padre y del Hijo y del Espíritu Santo. Enseñen a los nuevos discípulos a obedecer todos los mandatos que les he dado. Y tengan por seguro esto: que estoy con ustedes siempre, hasta el fin de los tiempos".*
> Mateo 28:19-20

Durante los últimos dos años hemos estado escuchando de mujeres de todo el mundo que utilizaron Pérdida de Peso a la Manera de Dios en su grupo de Estudio Bíblico. Luego empezamos a recibir llamadas telefónicas de iglesias que nos preguntaban si podían utilizar nuestro libro para sus estudios bíblicos. Esto me mostró la necesidad de poner esta guía en manos de líderes y embajadores para que pudieran ayudar a difundir el mensaje de fe y salud.

Si este libro realmente ha cambiado su vida y quiere pagarlo y bendecir a alguien más, considere con espíritu de oración liderar un grupo a través del Desafío de 21 días en su comunidad o iglesia. Reunirse en grupo le hace responsable y le da la oportunidad de desarrollar consistencia dentro de su fe. La mejor manera de aprender es enseñando, por lo que creemos que a medida que dirige a otros, también continuará creciendo en el Señor.

Saludable por Diseño entusiasma y moviliza a los líderes que quieren usar sus dones y habilidades espirituales para que otros puedan transformarse por la verdad de la Palabra de Dios.

Sepa que cuando usted dice "sí" para ministrar a otros, está cambiando y afectando no sólo sus vidas sino también las vidas de todos las personas con las que entra en contacto. Encontrará que como líder se sentirá más conectado con los devocionales, ya que asumirá un sentido de propiedad y responsabilidad y querrá apoyar a su grupo pequeño tanto como sea posible.

Esta guía le dará la opción de dirigir el desafío de 21 días en línea (virtualmente) o en un grupo presencial (en su casa, iglesia o centro comunitario). Como líder, debe registrar sus cursos con nosotros. Por favor, registre su grupo aquí:

https://www.cathymorenzie.com/become-a-bible-studyleader/

El desafío/devocional de 21 días funciona mejor cuando los participantes trabajan de forma independiente y siguen su estudio independiente con una interacción en grupo pequeño dirigida por el líder, ya sea en persona o virtualmente. Como líder del grupo, es su responsabilidad facilitar la discusión y la conversación y asegurarse de que todos aprovechen al máximo los devocionales. Usted no es responsable de tener todas las respuestas a las preguntas de la gente o de volver a enseñar el contenido. Para eso está el devocional.

Su función es guiar la experiencia, animar a su grupo a profundizar en la obra de Dios, cultivar una atmósfera de aprendizaje y crecimiento entre un cuerpo de creyentes, y responder a cualquier pregunta que el pueda hacer el grupo.

Ideas y consejos para aprovechar al máximo las Sesiones de Pequeños Grupos

Tanto si dirige un grupo en persona como si lo hace de forma virtual, usted dará la pauta al grupo. He aquí algunas sugerencias que le ayudarán a dirigir un grupo con éxito.

1. **Enfatice que es sobre Dios.** Aunque usamos principios bíblicos y prácticos para guiarnos sobre cómo abordar las fortalezas en nuestras vidas, recuerde que siempre se trata de Dios. Su papel como líder es siempre señalar a todos la cruz. Tenga la intención en hacer que este viaje sea todo acerca de Dios.

2. **Asóciese.** Pida a su grupo que elija un compañero responsable con el que pueda seguir el devocional. Siempre es más alentador cuando se puede conectar con alguien de forma regular, además de cuando se reúne en grupo.

3. **Mantenga un diario.** Anime a su grupo a utilizar un diario complementario. Pueden elegir un diario en línea como Penzu (penzu.com) o utilizar un bolígrafo y papel como como se usaba en la escuela. De cualquier manera, tomarse tiempo para registrar sus pensamientos, sentimientos, inspiraciones y directivas del Espíritu Santo es una excelente manera de maximizar la experiencia.

4. **Sea consistente.** Reúnase a la misma hora y en el mismo lugar cada semana. Esto ayudará al grupo a organizar su tiempo y sus horarios. Intenta seleccionar una horario que funcione mejor para todos.

5. **Planifique con antelación.** Tómese un tiempo antes del estudio semanal para pensar en cómo va a presentar el material. Piensa en una historia o un ejemplo concreto que aporte algo más al material. Piense en la forma más eficaz de aprovechar el tiempo.

6. **Mantégalo íntimo.** Es decir que su grupo sea realmente pequeño. Sugiero un máximo de 12-15 personas para los estudios en persona. Esto creará una atmósfera más relajada y transparente para que la gente se sienta segura para hablar.

7. **Sea transparente.** Puede establecer el tono del grupo compartiendo tu historia. Esto ayudará a las personas a sentirse seguras y sientan confianza entre ellas. Cuando hable, de ejemplos personales de su propia vida y evite frases como "algunas personas" y "cristianos".

8. **Sé profesional.** Empiece y termine siempre las sesiones a tiempo. Comunique claramente si ve que se va a pasar de tiempo. Discúlpese y hágales saber lo mucho que respeta su tiempo.

9. **Traiga mucha energía.** Deje que su pasión por el estudio de la Palabra de Dios sea evidente. Recuerde que su nivel de energía marcará el tono de todo el grupo, así que tráigala.

10. **Ore.** Puede parecer obvio, pero asegúrese de que la oración sea una parte intrínseca de todo el proceso. Ore al principio y al final de cada sesión. No dude en pedir a otros que dirijan las oraciones. Durante la sesión, puede hacer que una persona ore por todo el grupo. Haga que una persona abra y otra cierre (pida sugerencias o seleccione a alguien). También puede animar al grupo a orar unos por otros. Por último,

no se olvide de orar durante el momento previo a la sesión.

11. **Manténgalo simple.** Si las sesiones se complican demasiado, la gente encontrará razones para no asistir. Si tiene previsto servir bocadillos, que sean sencillos y nutritivos. No planifique comidas compartidas semanales que requieran que los miembros del grupo tengan demasiado trabajo.

12. **Sea creativa.** Siéntase libre de añadir música, accesorios o cualquier cosa que considere que puede mejorar el ambiente y facilitar el aprendizaje.

13. **Haga que se sientan cómodas.** Asegúrese de que haya asientos adecuados y cómodos para todas. Verifique la temperatura de la sala. Avise a todas de dónde se encuentran los aseos.

Preparación Preliminar Para Liderar Estudios Virtuales/En Línea.

- Asegúrese de haber registrado su sesión con nosotros. Si aún no lo ha hecho, vaya a

    https://www.cathymorenzie.com/become-abible-study-leader/.

- Ore y busque al Espíritu Santo para recibir la confirmación de que debe liderar este devocional.

- Familiarícese con las herramientas de las redes sociales que utilizará para comunicarse con los participantes. Algunas sugerencias son Facebook Live o Zoom.

- Fije las fechas y horas en las que se reunirá con el grupo. Reserve de cuatro a cinco sesiones en total: una sesión preliminar seguida de tres sesiones adicionales. También puede añadir una sesión de seguimiento para ver cómo les va a los participantes después del desafío.

- Comience a promocionar el evento en línea. Nosotros le proporcionaremos todo el material promocional.

- Antes de la primera reunión, asegúrese de que todos compren un ejemplar de este libro. Incluya un enlace donde puedan adquirirlo.

- Asegúrate de probar su equipo, prestando atención a la calidad del sonido y a la conexión a Internet.

- Salude a las participantes por su nombre y responda a sus comentarios.

- Hable con libertad y naturalidad. No intente tener un guión de lo que quiere decir.

- Haga muchas preguntas y espere la respuesta. Con Facebook Live, hay un retraso de unos segundos.

Preparación preliminar para Liderar Estudios en Hogar.

- Ore y busque al Espíritu Santo para recibir la confirmación de que debe dirigir este devocional.

- Determine con su grupo cuánto tiempo quiere reunirse cada semana para que pueda planificar su tiempo como corresponde. A la mayoría de los grupos les gusta reunirse de una a dos horas, así que ajuste el formato según su tiempo disponible.

- Promueva el estudio bíblico a través de anuncios comunitarios, en las redes sociales, en el boletín de tu iglesia, o simplemente llame a algunas de sus amigas.

- Envíe un correo electrónico, cree un evento en Facebook o envíe un mensaje en las redes sociales anunciando el próximo estudio.

- Antes de la primera reunión, asegúrese de que todas compren un ejemplar de este libro. Incluya un enlace donde puedan comprarlo.

- Complete un formulario de asistencia semanal.

Plan Sugerido Para el Grupo

El plan sugerido es para un período de cuatro semanas. Aquí está el detalle de las cuatro semanas.

Un Plan de Cuatro Sesiones Semanales

Sesión 1:

Esta sesión está diseñada para establecer el tono del programa y asegurarse de que todos están preparados para el viaje. Revise el vídeo de orientación.

A. Dé la bienvenida a todos a la sesión y abra la sesión con una oración.

B. Comparta un poco sobre usted y recorra la sala para que todos se presenten. Pida a cada persona que comparta cuál ha sido su mayor reto al perder peso. ¿Cuáles son los desafíos y las tensiones a las que se enfrentan? En el caso de los grupos virtuales, haga que los invitados escriban sus comentarios.

C. Ofrezca una descripción general del devocional de 21 días y una breve descripción general del programa Saludable por Diseño y de los programas básicos Pérdida de peso a la manera de Dios. Explique que el Reto de 21 días, que es el comienzo de un proceso continuo y que hay programas más avanzados disponibles en cathymorenzie.com o en nuestro grupo de miembros christianweightlossgodsway.com, si deciden continuar.

D. Normas de organización:

- Explique el formato de las sesiones.
- Confirme las fechas y los horarios.
- Dónde están los tocadores.
- Reglas para compartir: no hablar de alimentos provocadores como chocolate, pasteles, galletas, patatas fritas, etc.
- Compromiso de confidencialidad.
- Asistencia cada semana (grupos presenciales).
- Bocadillos para los grupos presenciales (tenga voluntarios).

E. Destaque la importancia de la confianza y la transparencia.

F. Instruya al grupo para que complete los próximos siete días antes de la siguiente sesión. Anímelas a que dediquen un tiempo cada día a participar en el grupo de Facebook y a completar el devocional. Averigue cuál es el mejor momento para que completen las lecciones

G. Pregunte al grupo si tienen preguntas sobre el video de orientación.

H. Resalte algunos de los puntos cubiertos en el video de orientación.

Discuta los tres hábitos a practicar y haga que todas compartan cuál de los tres hábitos están practicando. Anime al grupo a no tratar de elegir los tres. Explíquelos con más detalle si es necesario.

Sesión 2:

Esta sesión está diseñada para recapitular las primeras siete lecciones del programa, para mantener al grupo comprometido y para fomentar el sentido de comunidad.

1. Dé la bienvenida al grupo.
2. Comience con una oración de apertura.
3. Pregunte al grupo qué conocimientos / avances / testimonios encontraron como resultado de lo que el Espíritu Santo les ha estado mostrando durante la semana pasada.
4. Reconozca que algunos pueden haber roto sus límites. Diga algo como: "No se castigue. Renueve su mente y siga adelante. No necesita empezar de nuevo".

Destaque los primeros siete días del desafío. Utilice los "Iniciadores de conversación" para iniciar el debate o la conversación. No es necesario cubrir todos estos puntos. Seleccione uno o dos puntos que sean relevantes para su grupo. Siéntase libre de utilizarlos cuando los necesite y compártalos con su propia voz.

Comparta sus respuestas cuando sea apropiado.

5. Al final de la sesión, pregúnteles si tienen alguna pregunta. Cierre la sesión con una oración.

Para Iniciar una Conversación en los Días 1-7

Día 1 - ¿Cuál es su objetivo?

- Pregúntele a algunos miembros cuáles son sus objetivos.
- Felicite al grupo por haber dado un paso audaz para comenzar
- Comunique la importancia de esto.
- Recuérdales que sólo elijan un objetivo. Siéntase libre de ajustar el objetivo cuando sea necesario.
- Si su objetivo es hacer un seguimiento de la comida, sugiera herramientas como www.myfitnesspal.com o "loseit".
- Para las que elijan no comer después de las 19:00 horas, anímelos a orar sobre lo que harán cuando tengan ganas de comer (ofrezca sugerencias si las tiene).
- Para aquellas que elijan hacer ejercicio todos los días durante 15 minutos, sugiérales que elijan hacerlos a la misma hora todos los días.

Día 2 - Calcule el costo

- Pregunte a algunos miembros cuáles son los costes para ellos.

- Para empezar la conversación: "Una de las principales razones por las que no cambiamos es porque no estamos dispuestos a sacrificarnos de verdad". Salir de su zona de confort es difícil, especialmente cuando la experiencia pasada puede haberle enseñado que no es seguro hacerlo. Esté dispuesta a sentirse incómoda practicando los nuevos hábitos, y niéguese a abandonarlos antes de que se arraiguen en su estilo de vida".

- Haga incapié la importancia de planificar el éxito.

- Fomente la gracia y la paciencia. Por ejemplo, si comió a las 7:05 en lugar de a las 7:00, no se castigue. Probablemente es mucho mejor que lo que hacía antes.

- Tenga en cuenta de que hacer un ajuste cambiará otras cosas en su vida. Si se acuesta más temprano, comuníqueselo a sus amigos y familiares; de lo contrario, seguirán llamándole y exigiendo su tiempo.

- Anime al grupo a que sea específico cuando comparta los cambios que va a hacer. Por ejemplo, en lugar de decir que se vas a levantar temprano, comparta una hora concreta a la que se va a levantar. En lugar de decir "tomaré tiempo para hacer ejercicio", comparta específicamente el tipo de ejercicio que piensa hacer. En lugar de decir que va a dedicar tiempo a planificar sus comidas, comparta cuál va a ser su día específico de planificación. En lugar de decir "me iré a la cama más temprano", comparta cuál será su nueva hora de irse a dormir.

Día 3 - Consecuencias de la Inacción

- Pregunte a algunos de los miembros cuáles son las consecuencias para ellas.

- Para empezar la conversación: "Los costes son demasiado elevados para no actuar todos los días Sí, el sacrificio será duro. Sí, su carne gritará. Sí, es más fácil no hacer nada. Sí, sentirá ganas de abandonar, pero oro con usted para que mantenga el rumbo sin importar lo difícil que se ponga.

Ahora sufre el dolor temporal del éxito, en lugar del dolor permanente del arrepentimiento. Al final de cada día y al final de nuestra vida, queremos escuchar a nuestro Padre Celestial decirnos: " Bien hecho, mi buen siervo fiel ". (Mateo 25:23)

Día 4 - Entender el Proceso

- Pregunte si han hecho ajustes a su objetivo original.

- Reconozca lo aleccionador que debe ser para algunas ver el tiempo que les puede tomar y cómo algunas pueden estar emocionadas.

- Sean cuales sean sus sentimientos, recuérdeles que la batalla es del Señor.

- Recuérdeles que se trata de progreso, no de perfección.

Día 5 - Someterse a Dios

- Pregúntele al grupo qué necesitan para someterse a Dios.

- Aclareles lo que significa la sumisión. Cuando hable de lo que se somete, reconozca que no podemos someter el azúcar o la comida. Es lo que está detrás de la razón por la que come azúcar lo que necesita someter - es la necesidad central insatisfecha. Por ejemplo, somete su necesidad de comodidad, su necesidad de sentirse mejor, o su necesidad insaciable de algo que la llene. Tratar de someter la comida a Dios conduce a más fracasos, ya que es posible que todavía se despierte mañana con el gusto por lo dulce porque no ha permitido que Dios satisfaga esa necesidad subyacente. Además, enfatice que no es la comida el problema, sino el vacío (necesidad básica insatisfecha) lo que está tratando de llenar la comida.

- **Aclare: Dios sólo puede cubrir lo que usted está dispuesta a descubrir.**

Día 6 - El Poder de la Oración

- Haga que el grupo comparta sus oraciones.

- Recuérdeles que Dios quiere estar involucrado en esta área de su vida, así que clamen a Él y Él las ayudará fielmente en sus momentos de necesidad.

- Anímelas a memorizar la oración o el pasaje de las Escrituras de hoy y a usarlos tan a menudo como los necesiten.

- Día 7 - El Poder de Elegir

- Para iniciar la conversación: Recuerde que no siempre podemos elegir nuestras circunstancias, pero sí podemos elegir cómo responder a ellas.

- Continúe usando su oración para que le guie a tomar las decisiones correctas. Deje que sus oraciones dicten sus pensamientos, palabras y acciones.

Sesión 3:

El propósito de esta sesión es recapitular las lecciones 8-14 y animar al grupo a seguir adelante.

1. Dé la bienvenida al grupo.

2. Comience con una oración de apertura.

3. Pregunte al grupo qué qué conocimientos / avances / testimonios han encontrado como resultado de lo que el Espíritu Santo les ha estado mostrando durante la semana pasada.

4. Reconozca que algunos pueden haber sobrepasado sus límites. No se castigue a sí misma. Renueve su mente y siga adelante. No es necesario volver a empezar.

5. Destaque cada una de las lecciones utilizando algunos de los temas de conversación que aparecen a continuación.

6. Termine con una oración final.

Para Empezar la Conversación

Día 8 - Hable de su Situación

- Pregunte al grupo si son conscientes de cómo se hablan a sí mismas. ¿En tono positivo o negativo?

- **Para empezar la conversación:** Destaque la importancia de las palabras. Sus pensamientos se convierten en sus palabras, sus palabras en sus acciones, sus acciones en sus hábitos y sus hábitos dan forma a su vida. Intente tener presente en lo que dice de usted misma cada día. Recuerde que las palabras tienen poder, así que hable sobre sí misma de la vida y no de la muerte.

Día 9 - Aumente su conciencia

- **Para empezar la conversación:** señale la importancia de pensar en lo que estamos pensando durante todo el día. Dios está aquí con usted en este momento y quiere dar a conocer Su presencia. Tal vez no pueda sentirlo, pero Él está aquí. Amándola, animándola y afirmándola. Él no está en el pasado, mirando hacia atrás a sus errores, o en el futuro, presionándola para que lo haga mejor. Él está aquí, ahora mismo, justo donde está.

Día 10 - ¿Qué la Detiene?

- Felicite al grupo por haber llegado (casi) a la mitad del camino.

- Reconozca que estamos profundizando y que las cosas pueden ponerse "más difíciles".

- Reconozca su valor para profundizar más.

- **Para empezar la conversación:** Las felicito a todas por tener el coraje de buscar las partes más profundas de ustedes que pueden haber enterrado consciente o inconscientemente. No siempre se siente bien al abrir viejas heridas, pero es necesario porque nuestras soluciones de parches no están funcionando. Necesitamos la curación total, completa y permanente de Dios. ¡Sigamos orando y animándonos unos a otros¡

Día 11 - ¿En qué Cree?

- Sea empática con el sufrimiento y las heridas que han compartido.

- Pida al grupo que comparta algunas creencias limitantes que han afectado su salud.

- **Para empezar la conversación:** Es posible que nuestra carne quiera renunciar ahora porque no quiere revivir el dolor que experimentamos cuando éramos niños, pero manténgase firme en la creencia de que el Señor cubrirá lo que estamos dispuestas a descubrir. Así que siga siendo transparente y confíe en que Dios le cubrirá y remendará todos pedazos rotos y deshilachados de su vida. Quédese quita y aguante este viaje hasta el final y reciba su bendición. Este es un espacio sagrado y Dios se está moviendo en medio de sus vidas para restaurar la brecha.

Día 12 – Inventándose Excusas

- Felicite y reconozca su valentía para compartir temas dolorosos.

- Pregúntele al grupo cuáles son algunas de sus excusas para no actuar en favor de su salud.

- **Para iniciar la conversación:** A medida que vamos desvelando un montón de temas pesados y dolorosos, dese mucha gracia y amor. Niéguese a cargar con la culpa, la vergüenza o la condena: no es su culpa. Crea que su futuro es brillante mientras recorres este camino, con Cristo apuntalando cada uno de sus pasos. Muchas de las cosas que le ocurrieron en el pasado no son culpa suya. Pero ahora, como adultos, es su responsabilidad cambiarlas.

- Pregunte si alguien se pondrá en contacto con la persona a la que ha estado culpando y le pedirá disculpas, o escriba una carta si la persona ya no está viva.

Día 13 - El Juego de la Culpa

- **Para empezar la conversación:** Muchas de nosotras tenemos causas muy legítimas de por qué desarrollamos malos hábitos alimenticios o por qué estamos inactivas. Muchas de nosotras hemos sufrido abusos, abandono, negligencia y vergüenza a manos de quienes se suponía que debían cuidarnos, y por eso nos sentimos bastante justificadas para echar la culpa.

- Pero ya hemos crecido y, como adultas, tenemos la responsabilidad de reparar el mal que nos hicieron.

Pasar el resto de nuestras vidas culpándoles sólo nos impedirá que recibamos el amor y la paz que Dios tiene para nosotras.

- Cuando elegimos asumir la responsabilidad de todas nuestras acciones, experimentaremos una satisfacción desconocida para aquellos que culpan y ponen excusas.

Día 14 - Cómo Evitar la Procrastinación

- **Para empezar la conversación:** Lo crea o no, nuestra procrastinación está directamente relacionada con nuestro nivel de confianza en Dios. Si realmente confiáramos en Su palabra, entonces no dudaríamos. Si realmente creyéramos en lo que dice Su Palabra, entonces no nos preocuparíamos por fracasar, perder el control, sentirnos abrumadas, ser juzgadas, o cualquiera de los otros temores que nos mantienen postergando las cosas. Oro para que se tome un tiempo y descubra cuán digno de confianza es nuestro Padre Celestial.

Sesión 4:

El propósito de esta sesión es recapitular los días 15-21 y animar al grupo a continuar con el paso 2.

Piense en cómo hará para que la sesión final sea memorable. Tal vez, terminar con una comida nutritiva, intercambiar regalos escritos u organizar algo pequeño que simbolice el amor de Dios.

1. Dé la bienvenida al grupo.

2. Comience con una oración de apertura.

3. Pregunte al grupo qué conocimientos / avances / testimonios han encontrado como resultado de lo que el Espíritu Santo les ha estado mostrando.

Sugerencias de cómo iniciar la Discusión para los Días 15 a 21

Día 15 - Cómo Superar la Alimentación Emocional

- Pregúntele al grupo cuan generalizada está la alimentación emocional en sus vidas.

- Averigüe qué emociones desencadenan su alimentación emocional.

- Mencione el curso innovador del paso 2 que se centra en llegar a la raíz de la alimentación emocional.

- **Para empezar la conversación:** Propóngase pasar más tiempo con Dios, y nuestros sentimientos se transformarán en convicciones y sabiduría piadosa sobre nuestra salud y todas las demás áreas de nuestra vida.

Muchas de nuestras emociones sólo pueden ser superarse a través de la comunión con nuestro Padre Celestial. Aunque nuestras emociones puedan estar fuera de control, la paz es un don que sólo se puede encontrar cuando buscamos el corazón de Dios.

Día 16 - La Imagen de una misma

- Pregúntele al grupo qué tan difícil o fácil fue para ellos hacer el ejercicio.

- **Para iniciar la conversación:** Dios anhela que lo amemos y seamos amadas por Él. Cuando podamos entender esto, ¡nuestra autoestima estará por las nubes! Nuestra autoestima proviene de saber que somos amados generosamente por Dios y que Él nos creó a su imagen. ¡Que esa sea nuestra principal razón para tenernos en alta estima!

Día 17 - Autocontrol

- Pregúntele al grupo qué es lo que les hace sentirse fuera de control.

- **Para empezar la conversación:** Cuando reconocemos nuestra debilidad obtenemos la ayuda de un Dios omnipotente, amoroso y omnipresente. Dejemos de buscar la fuerza de voluntad en nosotras mismas y busquemos a Dios como nuestra fuerza. ¡El verdadero secreto del autocontrol es el control de Dios!

Día 18 - Mantenerse Enfocada

- Pregúntele al grupo qué es lo que les hace perder la concentración.

- Anime al grupo a dejar de obsesionarse con el número de la báscula y con todas las partes de sí mismos que tienen que "arreglar".

- **Para empezar la conversación:** Cuando elige enfocar su vida en Cristo, Él hará cosas magníficas en usted hoy. Siga el camino de enfoque que Jesús trazó para nosotras cuando elegimos ocuparnos de los asuntos de nuestro Padre.

Día 19 - Responsabilidad

- Pregúnteles quién es su compañera responsable.
- **Para empezar la conversación:** La responsabilidad la llama a un estándar más alto cuando no tiene ganas de ser la mejor. Aumenta su poder de oración y le brinda un espacio seguro para ser transparente y vulnerable, pero no la libera cuando se está equivocando. Dios nos ha llamado a tener una relación con Él y con los demás, así que no sienta que tiene que hacer las cosas por su cuenta.

Día 20 - Hacer de Usted una Prioridad

- Pregunte: "¿A qué necesita decir 'no' para poder decirle 'sí' a sí misma?"
- **Para empezar la conversación:** Para muchas de nosotras, las mujeres cristianas, la idea de ponerse a uno misma en primer lugar puede sonar egoísta y contrario a lo que nos han enseñado, pero piénselo... ¿Cómo puede cuidar de alguien más si no tiene la salud y la fuerza física, espiritual, mental y emocional para sí misma? ¡Usted lo merece!

Día 21 - Poniéndolo Todo Junto

- Pregúnteles qué fue lo más impactante del programa.
- ¡Pídales testimonios!

Felicite al grupo por haber completado el desafío.

Recuérdeles que el cambio no es un programa de una sola vez. Es un proceso continuo de someter nuestras necesidades y deseos a Dios. Dios nos transforma continuamente día a día, de gloria en gloria.

Comparta el programa Innovador.

- Obtenga información y herramientas poderosas que la ayudarán a llegar a la raíz de sus problemas de peso.
- Comprenda mejor su ciclo recurrente de comportamientos inconscientes y desarrolle un plan estratégico para superarlos.
- Explíqueles que los miembros pueden ir a www.christianweightlossgodsway.com para inscribirse. Concluya la sesión con unas palabras/pensamientos finales.

Termine la sesión con una oración de clausura.

Gracias de nuevo por dedicar tiempo a dirigir su grupo. Usted está haciendo la diferencia en las vidas de los demás y teniendo un impacto en el reino de Dios.

Apéndice

Escrituras Adicionales

Día 1 - ESTABLECIENDO OBJETIVOS

Filipenses 3:12-14 *Hermanos, no pienso que yo mismo lo haya logrado ya. Más bien, una cosa hago: olvidando lo que queda atrás y esforzándome por alcanzar lo que está delante, sigo avanzando hacia la meta para ganar el premio que Dios ofrece mediante su llamamiento celestial en Cristo Jesús.*

2 Crónicas 15:7 *–Pero ustedes, ¡manténganse firmes y no bajen la guardia, porque sus obras serán recompensadas!*

2 Pedro 3:18 *- Más bien, crezcan en la gracia y en el conocimiento de nuestro Señor y Salvador Jesucristo. ¡A él sea la gloria ahora y para siempre! Amén.*

Filipenses 4:12 *- Sé lo que es vivir en la pobreza, y lo que es vivir en la abundancia. He aprendido a vivir en todas y cada una de las circunstancias, tanto a quedar saciado como a pasar hambre, a tener de sobra como a sufrir escasez.*

Día 2 - CALCULE LOS COSTOS

Hebreos 5:8 *- Aunque era Hijo de Dios, Jesús aprendió obediencia por las cosas que sufrió.*

Romanos 12:1 *- Por lo tanto, hermanos, tomando en cuenta la misericordia de Dios, les ruego que cada uno de ustedes, en* *adoración espiritual, ofrezca su cuerpo como sacrificio vivo, santo y agradable a Dios.*

2 Corintios 6:14 – *No formen yunta con los incrédulos. ¿Qué tienen en común la justicia y la maldad? ¿O qué comunión puede tener la luz con la oscuridad?*

Hechos 17:26 – *De un solo hombre hizo todas las naciones para que habitaran toda la tierra; y determinó los períodos de su historia y las fronteras de sus territorios.*

Día 3 – LAS CONSECUENCIAS DE LA INACCIÓN

Proverbios 14:12 – *Hay caminos que al hombre le parecen rectos, pero que acaban por ser caminos de muerte.*

Santiago 4:17 – *Todo aquel que sabe hacer el bien y no lo hace, comete pecado.*

Santiago 4:3 – *Y, cuando piden, no reciben porque piden con malas intenciones, para satisfacer sus propias pasiones.*

Día 4 – ENTENDIENDO EL PROCESO

Proverbios 13:11 – *El dinero mal ganado pronto se acaba; quien ahorra, poco a poco se enriquece.*

Lucas 16:10 – *El que es honrado en lo poco también lo será en lo mucho; y el que no es íntegro en lo poco tampoco lo será en lo mucho.*

Proverbios 24:27 – *Prepara primero tus trabajos en el exterior; prepárate todo en el campo, y después construye tu casa.*

Día 5 – SUMISIÓN

2 Corintios 5:17 – *Por lo tanto, si alguno está en Cristo, es una nueva creación. ¡Lo viejo ha pasado, ha llegado ya lo nuevo!*

Juan 14:26 – *Pero el Consolador, el Espíritu Santo, a quien el Padre enviará en mi nombre, les enseñará todas las cosas y les hará recordar todo lo que les he dicho.*

Proverbios 3:6 – *Reconócelo en todos tus caminos, y él allanará tus sendas.*

Día 6 – EL PODER DE LA ORACIÓN

Juan 14:14 – *Lo que pidan en mi nombre, yo lo haré.*

1 Juan 5:14-15 – *Esta es la confianza que tenemos al acercarnos a Dios: que, si pedimos conforme a su voluntad, él nos oye. Y, si sabemos que Dios oye todas nuestras oraciones, podemos estar seguros de que ya tenemos lo que le hemos pedido.*

Santiago 5:18 – *Volvió a orar, y el cielo dio su lluvia y la tierra produjo sus frutos.*

Día 7 – HACER ELECCIONES PODEROSAS

Proverbios 14:12 – *Hay caminos que al hombre le parecen rectos, pero que acaban por ser caminos de muerte.*

Mateo 7:13-14 – *Entren por la puerta estrecha. Porque es ancha la puerta y espacioso el camino que conduce a la destrucción, y muchos entran por ella. Pero estrecha es la puerta y angosto el camino que conduce a la vida, y son pocos los que la encuentran.*

Éxodo 21:24-25 – *Ojo por ojo, diente por diente, mano por mano, pie por pie, quemadura por quemadura, golpe por golpe, herida por herida.*

Día 8 – AFIRMACIONES PODEROSAS

Salmo 119:13 – *Con mis labios he proclamado todos los juicios que has emitido.*

Salmo 40:9 – *A todo tu pueblo le conté de tu justicia. No tuve temor de hablar con libertad, como tú bien lo sabes, oh, Señor.*

Salmo 22:22 – *Proclamaré tu nombre a mis hermanos; en medio de la congregación te alabaré.*

Día 9 – AUMENTANDO SU CONCIENCIA

Romanos 12:2 – *No se amolden al mundo actual, sino sean transformados mediante la renovación de su mente. Así podrán comprobar cuál es la voluntad de Dios, buena, agradable y perfecta.*

2 Corintios 4:16 – *Por tanto, no nos desanimamos. Al contrario, aunque por fuera nos vamos desgastando, por dentro nos vamos renovando día tras día.*

Día 10 – LLEGAR A ENFRENTARSE A NUESTRA NATURALEZA PECADORA

1 Pedro 5:8 – *Practiquen el dominio propio y manténganse alerta. Su enemigo el diablo ronda como león rugiente, buscando a quién devorar.*

1 Juan 3:8 – *El que practica el pecado es del diablo, porque el diablo ha estado pecando desde el principio. El Hijo de Dios fue enviado precisamente para destruir las obras del diablo.*

1 Corintios 10:13 – *Ustedes no han sufrido ninguna tentación que no sea común al género humano. Pero Dios es fiel, y no permitirá que ustedes sean tentados más allá de lo que puedan aguantar. Más bien, cuando llegue la tentación, él les dará también una salida a fin de que puedan resistir.*

Romanos 12:2 – *No se amolden al mundo actual, sino sean transformados mediante la renovación de su mente. Así podrán comprobar cuál es la voluntad de Dios, buena, agradable y perfecta.*

Día 11 – ¿EN QUÉ CREE?

1 Juan 4:1 – *Queridos hermanos, no crean a cualquiera que pretenda estar inspirado por el Espíritu, sino sométanlo a prueba para ver si es de Dios, porque han salido por el mundo muchos falsos profetas.*

Filipenses 3:13 - *Hermanos, no pienso que yo mismo lo haya logrado ya. Más bien, una cosa hago: olvidando lo que queda atrás y esforzándome por alcanzar lo que está delante,*

Romanos 8:28 - *Ahora bien, sabemos que Dios dispone todas las cosas para el bien de quienes lo aman, los que han sido llamados de acuerdo con su propósito.*

Días 12 y 13 - ASUMIR LA RESPONSABILIDAD

Mateo 27:24 - *Cuando Pilato vio que no conseguía nada, sino que más bien se estaba formando un tumulto, pidió agua y se lavó las manos delante de la gente. Soy inocente de la sangre de este hombre, dijo. ¡Allá ustedes!*

Génesis 43:9 - *Yo te respondo por su seguridad; a mí me pedirás cuentas. Si no te lo devuelvo sano y salvo, yo seré el culpable ante ti para toda la vida.*

2 Samuel 14:9 - *Pero la mujer de Tecoa replicó: Su Majestad, que la culpa caiga sobre mí y sobre mi familia, y no sobre el rey ni su trono.*

Día 14 – EVITAR LA PROCRASTINACIÓN

Salmo 34:4 - *Busqué al Señor, y él me respondió; me libró de todos mis temores.*

Josué 18:3 - *Dijo, pues, Josué a los hijos de Israel: ¿Hasta cuándo pospondréis el entrar a tomar posesión de la tierra que el Señor, el Dios que vuestros padres, os ha dado?*

2 Timoteo 1:7 - *Pues Dios no nos ha dado un espíritu de timidez, sino de poder, de amor y de dominio propio.*

Día 15 – CÓMO SUPERAR LA ALIMENTACIÓN EMOCIONAL

Efesios 6:12 - *Porque nuestra lucha no es contra seres humanos, sino contra poderes, contra autoridades, contra potestades que dominan este mundo de tinieblas, contra fuerzas espirituales malignas en las regiones celestiales.*

Efesios 4:26 - *Si se enojan, no pequen. No permitan que el enojo les dure hasta la puesta del sol,*

Día 16 – AUTOIMAGEN

Salmo 139:13-14 - *Tú creaste mis entrañas; me formaste en el vientre de mi madre. ¡Te alabo porque soy una creación admirable!*

Génesis 1:27 - *Y Dios creó al ser humano a su imagen; lo creó a imagen de Dios. Hombre y mujer los creó,*

Eclesiastés 3:11 - *Dios hizo todo hermoso en su momento, y puso en la mente humana el sentido del tiempo, aun cuando el hombre no alcanza a comprender la obra que Dios realiza de principio a fin.*

Efesios 2:10 - *Pues somos la obra maestra de Dios. Él nos creó de nuevo en Cristo Jesús, a fin de que hagamos las cosas buenas que preparó para nosotros tiempo atrás.*

Génesis 1:31 – *Entonces Dios miró todo lo que había hecho, ¡y vio que era muy bueno! Y pasó la tarde y llegó la mañana, así se cumplió el sexto día.*

Día 17 –AUTOCONTROL

Juan 16:33 – *Yo les he dicho estas cosas para que en mí hallen paz. En este mundo afrontarán aflicciones, pero ¡anímense! Yo he vencido al mundo.*

Santiago 4:7 – *Someteos, pues, a Dios; resistid al diablo, y huirá de vosotros.*

1 Pedro 4:7 – *Ya se acerca el fin de todas las cosas. Así que, para orar bien, manténganse sobrios y con la mente despejada.*

1 Corintios 10:13 – *Ustedes no han sufrido ninguna tentación que no sea común al género humano. Pero Dios es fiel, y no permitirá que ustedes sean tentados más allá de lo que puedan aguantar. Más bien, cuando llegue la tentación, él les dará también una salida a fin de que puedan resistir.*

Día 18 –MANTENERSE ENFOCADA

Salmo 119:15 – *En tus preceptos medito, y pongo mis ojos en tus sendas.*

1 Corintios 7:35 – *Les digo esto por su propio bien, no para ponerles restricciones, sino para que vivan con decoro y plenamente dedicados al Señor.*

Filipenses 4:8 – *Por último, hermanos, consideren bien todo lo verdadero, todo lo respetable, todo lo justo, todo lo puro, todo lo amable, todo lo digno de admiración, en fin, todo lo que sea excelente o merezca elogio.*

Proverbios 4:25-27 – *Pon la mirada en lo que tienes delante... No te desvíes ni a diestra ni a siniestra.*

Día 19 – ASOCIACIONES

Eclesiastés 4:9-12 – *Más valen dos que uno, porque obtienen más fruto de su esfuerzo. Si caen, el uno levanta al otro. ¡Ay del que cae y no tiene quien lo levante! Si dos se acuestan juntos, entrarán en calor; uno solo ¿cómo va a calentarse? Uno solo puede ser vencido, pero dos pueden resistir. ¡La cuerda de tres hilos no se rompe fácilmente!*

Proverbios 27:17 – *El hierro se afila con el hierro, y el hombre en el trato con el hombre.*

Mateo 18:20 – *Porque donde dos o tres se reúnen en mi nombre, allí estoy yo en medio de ellos*

Día 20 – PRIORIZACIÓN

Mateo 6:33 – *Más bien, busquen primeramente el reino de Dios y su justicia, y todas estas cosas les serán añadidas.*

Eclesiastés 10:2 – *El corazón del sabio lo guía hacia la derecha, y el corazón del necio, hacia la izquierda.*

Mateo 6:21 - *Porque donde esté tu tesoro, allí estará también tu corazón.*

3 Juan 1:2 - *Querido hermano, oro para que te vaya bien en todos tus asuntos y goces de buena salud, así como prosperas espiritualmente.*

Día 21 – MANTENERSE EN EL RUMBO

Santiago 2:18 - *Sin embargo, alguien dirá: Tú tienes fe, y yo tengo obras. Pues bien, muéstrame tu fe sin las obras, y yo te mostraré la fe por mis obras.*

Proverbios 14:12 - *Hay caminos que al hombre le parecen rectos, pero que acaban por ser caminos de muerte.*

Salmo 119:105 - *Tu palabra es una lámpara a mis pies; es una luz en mi sendero.*

ESTABLECIENDO OBJETIVOS S.M.A.R.T. (I.N.T.E.L.I.G.E.N.T.E.S.)

ESPECÍFICO.

Sea específica en cuanto a los resultados que desea y a lo que hará para lograr el objetivo. La Biblia ofrece un enfoque muy equilibrado sobre la fijación de objetivos. Lucas 14:28 nos enseña que debemos ser específicos en cuanto a nuestros planes e intenciones, pero asegurándonos de que se basan en un fundamento sólido que está en Cristo.

Su meta describe los pasos que tomó para llegar a su visión. Recuerde esto: "objetivos difusos equivalen a resultados difusos".

Aquí hay algunos ejemplos de objetivos incorrectos (no específicos) y correctos (metas específicas):

No específico: Quiero perder algo de peso.

Específico: Perderé 25 kiloss para el 31 de diciembre comenzando un programa de ejercicios, desarrollando un plan de alimentación saludable y permitiendo que el Espíritu Santo guíe mis elecciones de alimentos.

No específico: Quiero sentirme mejor.

Específica: Participaré en la carrera Rock 'n Roll 5k el 10 de mayo de 20XX.

No específico: Quiero tener más energía.

Específico: Para el 1 de diciembre, tendré suficiente energía para poder subir 20 tramos de escaleras. Empezaré con un tramo y aumentaré un tramo cada semana durante las próximas 20 semanas.

El segundo principio es MEDIBLE. ¿Puede mostrar de forma tangible cómo va a alcanzar su objetivo? ¿Cuáles son los marcadores de objetivos a lo largo del camino que confirmarán que está avanzando en la dirección correcta?

Debe poder realizar un seguimiento de su progreso para asegurarse de que está en el camino correcto. Como dice un refrán, "Si no puede medirlo, no puede administrarlo". Sus objetivos deben poder identificar cuánto, con qué frecuencia, cuánto tiempo, cuántos y cómo sabrá cuándo ha alcanzado su objetivo

Por desgracia, la mayoría de nosotras sólo nos fijamos en la báscula para medir nuestro progreso. Esto puede ser muy desalentador porque no muestra los cambios mentales que están ocurriendo en su mente, los cambios espirituales que están rompiendo fortalezas, o los cambios fisiológicos que están ocurriendo cuando quema grasa y desarolla músculo.

En Lucas 14:28-30 aprendemos que usted nunca consideraría construir una casa sin estimar los costos, el tiempo y todos los factores involucrados en el proyecto. De la misma manera, usted nunca intentaría comenzar un programa de pérdida de peso sin tener índices específicos para medir su éxito.

Aquí hay algunos ejemplos de objetivos incorrectos (no medibles) y correctos (medibles):

No mensurable: Quiero estar en mejor forma.

Mensurable: Quiero tener un IMC de 24 y un porcentaje de grasa corporal del 28%. Quiero que mi presión arterial sea de 125/85. Quiero poder correr ocho kilómetros sin parar.

En este caso puede medir su IMC, su grasa corporal y su presión arterial. Estas mediciones pueden hacerse semanalmente y anotarlas en un diario.

No mensurable: Quiero comer alimentos saludables.

Mensurable: Consumiré 1.500 calorías al día compuestas por un 30% de carbohidratos, un 35% de proteínas y un 35% de grasas.

Establecer objetivos alcanzables

Ahora es el momento de ser realistas sobre lo que es y no es posible. A pesar de saber que nunca lograremos ese objetivo, una parte de nosotras queremos aspirar a tener nuestro cuerpo de los tiempos de la escuela secundaria. O peor aún, si nunca tuvimos un cuerpo que nos gustara en la escuela secundaria nos proponemos conseguirlo de todos modos, sabiendo que no es alcanzable. La verdad es que hay ciertas cosas de usted que quizá nunca pueda cambiar por mucho que lo intente. Si su madre, tías, abuelas y bisabuelas tenían las caderas anchas, lo más probable es que nunca se parezca a Gwyneth Paltrow o a Taylor Swift por mucho que lo intente. Aquí es donde la alineación de sus objetivos con la Palabra de Dios realmente entra en juego. Dios le mostrará lo que es posible para usted. ¿Ha pensado alguna vez en pedirle que le muestre cuánto debería pesar? Adelante, pregúntele escribiendo la pregunta en un diario y luego escuche la respuesta durante su tiempo de silencio con Él. Él puede o no decirle un número específico, pero la guiará a una mejor comprensión de lo que debería ser una meta alcanzable para usted.

Algunas mujeres me han dicho que Él les ha dado un número exacto, y algunas simplemente recuerdan un momento en el que se sintieron más saludables y felices y optan por ese número.

Cuando piense en lo que puede lograr para usted, considere lo siguiente:

1. **Su tipo de cuerpo.**

Ciertos tipos de cuerpo están predispuestos a 1. cargar más peso, o 2. cargar peso en ciertas partes de su cuerpo. Es importante entender su tipo de cuerpo a la hora de decidir un peso objetivo.

2. **Su nivel de compromiso.**

Seamos realistas, no hay atajos ni soluciones rápidas para alcanzar un peso saludable. Tiene que comprometerse a largo plazo. Puede que le lleve seis meses, pero a la mayoría de las mujeres les ha llevado de 1 a 3 años alcanzar su objetivo. ¿Está dispuesta a comprometerse durante ese período de tiempo? Antes de que se sienta frustrada, pregúntese cuánto tiempo le tomó aumentar de peso. Su éxito estará directamente relacionado con su nivel de compromiso.

3. **Su historial de pérdida de peso.**

Si tiene un historial de subir y bajar de peso, entonces hay algo importante que no sabe. Será necesario desaprender y reaprender, lo cual lleva tiempo. Los hábitos son fáciles de cambiar, es la mente la que necesita convencerse.

Además, si ha estado a dieta de forma intermitente durante la mayor parte de su vida, es posible que su metabolismo no funcione de forma óptima. Así que su objetivo puede no ser alcanzable hasta que consiga que su metabolismo funcione de forma óptima.

4. Su confianza en Dios.

Al final del día su obediencia, que está determinada por su nivel de confianza será un gran factor determinante para lograr su objetivo o no. A pesar de saber que Dios es real y que sus promesas son "sí" y "amén", (2 Corintios 1:20) seguimos luchando por creer en Su palabra.

Aquí hay un ejemplo de un objetivo no alcanzable:

- Disminuir sus caderas a 60 centímetros mientras aumenta el tamaño de su pecho a 38C

A continuación se muestra un ejemplo de cómo establecer una meta alcanzable:

- Lograr un IMC saludable de 24 y una proporción de cintura a cadera de 0,75

En este ejemplo, tiene que trabajar con lo que tiene. No puede elegir de qué zonas extraerá grasa mientras que la añade a otras zonas. En general, la grasa se pierde de las zonas donde la ganó por última vez. También se basa en su contextura, la cual es dada por Dios. Si nunca ha tenido pechos grandes, probablemente nunca los tendrá.

Objetivo inalcanzable: querer pesar 60 kilos a los 50 años cuando mide 1,70 y pesa 150 kilos

Alcanzable:

- alcanzar un peso saludable de 82-90 kilos.

En este ejemplo, puede ser igualmente insalubre tener un peso inferior al normal. Si es alta, puede "permitirse" llevar un poco más de peso. Querer estar demasiado delgada no será saludable para usted.

"Porque yo sé muy bien los planes que tengo para ustedes —afirma el Señor—, planes de bienestar y no de calamidad, a fin de darles un futuro y una esperanza..." (Jeremías 29:11)

Establecer Objetivos Realistas y Relevantes

Para establecer objetivos realistas, es necesario desarrollar una comprensión de lo que se necesita para perder peso. La mayoría de nuestras metas no son realistas porque no entendemos el proceso de pérdida de peso.

¿Están sus metas en línea con sus valores cristianos y están basadas en algo posible basado en su estilo de vida actual? Lo que puede ser realista / relevante para otra persona puede abrirle la puerta al pecado si lo lleva a un nivel extremo. Lo que puede ser correcto para el resto del mundo puede no serlo para usted como creyente. Ore y pida sabiduría cuando fije sus metas..

A continuación, se muestran ejemplos de objetivos poco realistas:

- Sólo comeré 800 calorías al día hasta que pierda peso.
- No volveré a comer dulces.
- Iré al gimnasio todos los días durante dos horas.

Estos son ejemplos de objetivos realistas:

- Comeré 1.500 calorías al día.
- Caminaré 30 minutos al día.
- Comeré sano el 80% de las veces.

Estos son ejemplos de objetivos irrelevantes:

- Me graparé el estómago para dejar de comer en exceso.
- Seguiré la última dieta.

Estos son ejemplos de objetivos relevantes:

- Mi peso será que Dios quiere que sea sabiendo cuál es Su plan para mi salud.
- Elaboraré un plan de comidas saludables basado en lo que mi cuerpo necesita y elegiré un ejercicio que haga que mi cuerpo se sienta bien.

Establecer Metas de duración determinada

Los objetivos de duración determinada significan que su objetivo debe tener una fecha de inicio y una fecha de finalización. El tiempo que le dedique a usted misma para lograr su objetivo debe crear una sensación de urgencia, pero también debe ser lo suficientemente realista como para que sea posible lograrlo. Por ende, su mente se ajustará a los plazos que se haya fijado para cumplir. Sin un tiempo límite significa poco o ningún logro

Si alguna vez se ha dicho a sí misma: "No puedo creer que todavía esté aquí" o "No puedo creer que todavía esté luchando con este mismo problema", entonces sepa que los días, meses, años e incluso décadas pueden pasar rápidamente y todavía puede encontrarse en el mismo lugar.

Hay algunas formas sencillas de calcular el tiempo que tardará en alcanzar su objetivo. Recuerde que estos cálculos suponen que está haciendo lo que se comprometió a hacer al menos el 80% del tiempo.

1. El enfoque menos técnico consiste en suponer cuánto tiempo le tomará alcanzar su objetivo y luego duplicar (o triplicar) esa cifra. Esto se debe a que la mayoría de nosotras subestimamos cuanto realmente comemos y sobreestimamos la actividad que hacemos cada día, por lo que esta es una forma sencilla de manejar sus expectativas.

2. Suponga que pierde entre un cuarto y medio kilo de peso por semana y luego agregue tres meses adicionales para días festivos, vacaciones, enfermedades, etc. Elija un cuarto kilo si su cuerpo no libera peso fácilmente y medio kilo si está concentrada. Comprenda que esta fórmula solo funcionará si está comprometida y permanece concentrada en su tarea.

3. Aplicación del seguimiento. El uso de una aplicación de seguimiento como myfitnesspal o loseit es la mejor manera de determinar con mayor precisión el tiempo que le tomará alcanzar su objetivo. Tiene en cuenta su peso actual, su altura, su nivel de actividad, las calorías diarias consumidas y su tasa metabólica basal en reposo, que es la tasa a la que su cuerpo quema calorías en reposo.

> *"Así que tengan cuidado de su manera de vivir. No vivan como necios, sino como sabios, aprovechando al máximo cada momento oportuno, porque los días son malos". (Efesios 5:15, 16)*

Poner una fecha de finalización a su objetivo hace varias cosas

- crea una sensación de urgencia
- le ayuda a fijar plazos realistas para trabajar
- la mantendrá motivada
- le dará un sentido realista del esfuerzo que necesita para lograr su objetivo
- le ayudará a manejar y programar su tiempo

> *"Enséñanos a contar bien nuestros días, para que nuestro corazón adquiera sabiduría". (Salmo 90:12)*

Así que ahora que ha aprendido el Principio S.MA.R.T., comencemos a escribir su objetivo.

Escriba su meta basándose en lo anterior.

He aquí algunos ejemplos:

Yo, _____, adelgazaré 22 kilos (kgs/stones) para el 15 de febrero de 20XX liberando un kilo por mes. Lo haré aprendiendo qué alimentos son adecuados para mi cuerpo y reduciendo mis calorías en 250 por día. Haré ejercicio por lo menos seis días a la semana durante 30 minutos y aprenderé a verme como Dios me ve.

Yo, _____, adelgazaré 45 kilos (kgs/stones) para junio de 20XX perdiendo dos kilos y medio por mes. Me uniré a un club de caminatas y caminaré una hora por día y agregaré entrenamiento con pesas. También haré un seguimiento de mi comida en myfitnesspal y mantendré mis calorías en 1400 por día. Pasaré tiempo en oración cada mañana y pediré a Dios que ordene mis pasos.

Sobre La Autora

Cathy es una destacada entrenadora personal, autora, bloguera y presentadora, y ha sido líder en la industria de la fe y el fitness durante más de una década. Su impacto ha influido en miles de personas a lo largo de los años para ayudarles a perder peso y desarrollar actitudes positivas sobre sus cuerpos y su estado físico. A 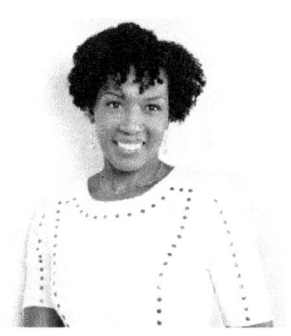 lo largo de los años, ha visto a algunas de las personas más poderosas y llenas de fe luchar contra su salud y su peso.

La misma Cathy Morenzie -una entrenadora personal racional, disciplinada y llena de fe- luchó con su propio peso, su alimentación emocional, sus dudas y su baja autoestima. Intentó cambiar casi todo sobre sí misma durante gran parte de su vida, así que sabe lo que es sentirse estancada. Cada inseguridad, desafío y sentimiento negativo que ha experimentado la ha equipado para ayudar a otras personas que se enfrentan a las mismas luchas, especialmente las mujeres.

Con sus libros Saludable por Diseño y los programas de Pérdida de Peso a la Manera de Dios, Cathy ha ayudado a miles de personas a aprender a soltar sus amarras mentales, emocionales y espirituales que las han mantenido atascadas, y en cambio a confiar en su Padre Celestial para una verdadera liberación de sus miedos, dudas, estrés y ansiedad. También enseña a las personas a llevar una dieta sostenible y nutritiva, y a encontrar la motivación para hacer ejercicio.

Más información en www.cathymorenzie.com.

Siga a Cathy en:
https://www.facebook.com/weightlossgodsway/

https://www.youtube.com/user/activeimage1

www.ingramcontent.com/pod-product-compliance
Lightning Source LLC
Chambersburg PA
CBHW071447070526
44578CB00001B/243